W0185068

Schultz
Autogenes Training
Das Original-Übungsheft

Prof. Dr. Dr. I. H. Schultz – 1884 in Göttingen als Sohn eines Pfarrers geboren – habilitierte sich nach dem Medizinstudium mit einer neuropsychiatrischen Arbeit. Seine empirisch-naturwissenschaftliche Ausbildung prägte die Art, in der er das ressourcenorientierte Verfahren des Autogenen Trainings in den 20er-Jahren entwickelte. Erst nachdem die körperlichen Veränderungen beim Autogenen Training nachgewiesen waren, veröffentlichte er 1932 seine Monografie. Bereits bei seinem Tod 1970 war das Autogene Training das verbreitetste Entspannungsverfahren im deutschen Sprachraum. Seither hat es weiter an Bedeutung gewonnen, wozu die Arbeit der von I. H. Schultz gegründeten »Deutschen Gesellschaft für ärztliche Hypnose und Autogenes Training« beiträgt.

Dr. med. Dr. phil. Klaus Thomas D. D. (1915–1992) leitete viele Jahre die von ihm gegründete »Ärztliche Lebensmüdenbetreuung Berlin«. Seine Arbeit, die von ihm geleiteten Kurse sowie zahlreiche Bücher ließen ihn zu einer der international führenden Persönlichkeiten auf dem Gebiet des Autogenen Trainings und der Hypnose werden. So war er auch Präsident der »Europäischen Gesellschaft für Ärztliche Hypnose«.

Dr. Siegfried Stephan (* 1955), Facharzt für Psychiatrie und Psychotherapie, Facharzt für Psychosomatische Medizin und Psychotherapie, spezielle Schmerztherapie, Psychoanalytiker (DGIV, DGPT), erlernte schon als Student das Autogene Training und die Hypnose von Prof. D. Langen, einem Schultz-Schüler. Er ist seit 20 Jahren in eigener Praxis niedergelassen, Lehrbuchautor eines Hypnosebuches, Lehrbeauftragter für Autogenes Training an der Johannes-Gutenberg-Universität Mainz und stellvertretender Vorsitzender der »Deutschen Gesellschaft für ärztliche Hypnose und Autogenes Training«.

Prof. I. H. Schultz
Unter Mitarbeit von Dr. Siegfried Stephan

Autogenes Training Das Original-Übungsheft

Die Anleitung vom Begründer der Selbstentspannung

TRIAS

Vorwort zur 25. Auflage

Nachdem ich im Jahr 2000 ein Vorwort zur 23. Auflage schreiben konnte, ich vier Jahre später dann für die 24. Auflage eine Überarbeitung des Übungsheftes von Schultz vorgenommen habe, ist es mir eine Freude und Ehre, zu dieser 25. »Jubiläumsausgabe« erneut einige Änderungen und Ergänzungen des Übungsheftes von Schultz vorzunehmen. Das Autogene Training hat sich seit seiner ursprünglichen Fassung von Schultz deutlich weiterentwickelt, wobei die wesentlichen Grundkonstanten jedoch weiterhin gelten, und das Grundwesen der gesamtorganismischen Umschaltung im psychovegetativen Bereich im Mittelpunkt steht. Im Zeitalter einer immer deutlicher werdenden Beschleunigung in den Abläufen dieser Welt ist gerade die bewährte Vorgehensweise der »Entschleunigung« durch das Autogene Training sinnvoll und mehr denn je gewünscht.

Präventivmedizin hat ihren besonderen Stellenwert vor der Behandlung von Kranken weiter ausbauen können, und so ist die Verknüpfung von Psyche und Soma (Leib und Seele) ein Ansatzpunkt, der auch im Zeitalter der begrenzten finanziellen Ressourcen in unserem Gesundheitssystem nicht nur wünschenswert, sondern unumgänglich ist, denn »eine andere Medizin als eine psychosomatische können wir uns nicht mehr leisten« (Stephan 2007). Um eine Umsetzung des Autogenen Trainings in moderner Form zu gewährleisten, andererseits aber den Originaltext so weit wie möglich zu belassen, wurden bereits in der 24. Auflage einige Veränderungen vorgenommen, die die Alltagstauglichkeit des Autogenen Trainings im 21. Jahrhundert verbessern sollen. So wurde ein Schwerpunkt auf die Arbeit mit persönlichen Leitsätzen und formelhaften Vorsatzbildungen gelegt. Diese haben sich schnell als besonders günstig gezeigt, und es gibt immer wieder erstaunliche Erfolge gerade mit dieser Vorgehensweise. Zu den Organübungen des Autogenen Trainings hat der Herausgeber in der 23. Auflage sich schon geäußert, besonders in Bezug auf die Herzübung. Meine Erfahrung der letzten 20 Jahre hat ergeben, dass es gerade bei der frühzeitigen Vermittlung der Herzübung immer wieder zu Komplikationen kommen kann. Das bewog mich dazu, diese erst gegen Ende der Organübungen zu vermitteln. (1) Auch hat sich weiterhin bewährt, dass eine gesamtorganismische Umschaltung in Form von Ruhe – Schwere – Wärme bereits die Grundzüge des Autogenen Trainings realisiert und lediglich die Atemübung und die Leitsätze darauffolgend eine Alternative zu dem Ursprungskonzept von Schultz (s. auch D. Langen: Autogenes Training für Jeden) darstellen. So gibt es einige Varianten mit ihren Vorzügen, aber auch Nachteilen. Wichtig ist, dass das Autogene Training kurze und alltagsrealistische Formeln verwendet und weiterhin seine weltanschauliche Neutralität wahrt. Dies möchte ich besonders betonen, da weiterhin unter dem Namen Autogenes Training zahlreiche Veranstaltungen und Veröffentlichungen laufen, die diese Neutralität nicht wahren und von daher den Grundgedanken von Schultz nicht mehr realisieren.

»The rest are details.« (frei nach Einstein)

Am Ende dieser Neuauflage habe ich nun noch einen Ablaufplan eines Autogenen Trainings-Kurses hinzugefügt, wie dieser sich seit vielen Jahren bewährt hat. Zu einem solchen Kurs kann dieses Übungsheft eine wertvolle Ergänzung sein, wobei es diesen nie ersetzen kann und auch nicht will. In diesem Sinne wünsche ich Ihnen viel Freude und Gewinn bei diesem altbewährten und doch hochaktuellen Buch.

Mainz, im November 2009 Dr. med. S. Stephan

1. stellvertretender Vorsitzender der Deutschen Gesellschaft für Ärztliche Hypnose und Autogenes Training

Zu diesem Buch

»Das Übungsheft ist nur als Hilfe beim ärztlich kontrollierten Erlernen des Verfahrens verfasst.«

Diese Worte stellte I.H. Schultz an den Anfang dieses Übungsheftes. Dann warnte er eindringlich vor jedem »Selbstprobieren« und empfahl allen auch nur angedeutet labilen Persönlichkeiten eine ärztliche Voruntersuchung.

Die Grundstufe des Autogenen Trainings wird mit Recht auch an »Gesunde« zur besseren Konzentration, zur Entspannung und zur Leistungssteigerung herangetragen, nicht zuletzt aber im Rahmen einer »Vorsorgemedizin«. Schon Schwere- und Wärmeerlebnisse, d.h. die Grundübungen des Autogenen Trainings, bilden nicht nur eine der einfachsten und am weitesten verbreiteten Methoden der Psychotherapie, also der Seelen-Heilkunde, sondern sie erhöhen Widerstandskraft und Immunabwehr des Organismus gegen viele Erkrankungen beträchtlich. So gehört das Autogene Training zu den wichtigsten Maßnahmen der Vorsorgemedizin.

Doch auch alle weiteren Übungen, vor allem die Herzübung, enthalten neben Vorteilen auch Gefahren: Störende abnorme Reaktionen können den Übungsverlauf so ungünstig beeinflussen, dass manche Übende von dem Fortsetzen des Autogenen Trainings abgeschreckt werden. Ein Beachten der Ratschläge dieses Übungsheftes und/oder ein beratendes Gespräch mit dem ärztlichen Übungsleiter verhüten oder beseitigen solche Störungen.

Wie jeder Mensch seine Handschrift, so hat jeder Mensch »sein« Autogenes Training; der Hinweis auf geistige »Schau« beim Üben darf nicht dahin missverstanden werden, dass nun, dem natürlichen Wesen des Übenden widersprechend, eine »Schau« erzwungen und damit das Grundprinzip der gesamten Arbeit, das »Sich-führen-Lassen« durch sorgsame, vorurteilslose Innenhingabe, aufgehoben wird. Überwiegend akustisch oder akustisch-motorisch konstituierte Menschen haben z.B. einen längeren Weg zur inneren optischen Bilderwelt als Durchschnittliche oder gar »Visuelle«.

Als Bearbeiter dieser Auflage blicke ich dankbar zurück auf 30 Jahre einer ungetrübt harmonischen Zusammenarbeit mit meinem väterlichen Freund und Lehrer I.H. Schultz. Er hat selbst durch sein gleichbleibend gütiges, gelassenes und humorvolles Wesen ein Vorbild für die Wirkungen des Autogenen Trainings gegeben.

In dieser Zeit konnte ich an rund 20 seiner Kurse teilnehmen, die ich dabei von selbst auswendig lernte. Aus dieser Kenntnis und aus seinen praktischen Hinweisen zum Üben ist einiges in dieses »Übungsheft« eingegangen. Unverändert habe ich diese Kurse – bisher rund 4000 mit insgesamt 100000 Teilnehmern – fortgeführt und die Ergebnisse durch Fragebogen festgehalten.

Über 40 Jahre hindurch konnten dabei die Erfahrungen von I.H. Schultz nur bestätigt werden, auch im Blick auf sein Anliegen, das er bei allen mündlichen und schriftlichen Äußerungen über das Training hervorhob: »Nur Ärzte dürfen es weitergeben!«

Heute ist das nicht mehr üblich; doch eine Vielzahl von Schäden haben wir bei nichtärztlichem Weitergeben des Trainings protokolliert: Neben Kopfschmerzen und Zuständen der Benommenheit stehen an erster Stelle bleibende Schwere der Gliedmaßen und/oder vermehrte Krampfaderbeschwerden sowie Schwindelerscheinungen, meist durch zu niedrigen Blutdruck. Ein Arzt kann diese Störungen zuverlässig vermeiden helfen und sie abgrenzen von Beschwerden ernsterer wirklicher Krankheiten, die etwa zufällig zur Zeit des Erlernens des Trainings ausbrechen.

Als Bearbeiter dieses Buches weiß ich mich nicht nur den Zielen von I. H. Schultz uneingeschränkt verpflichtet, sondern ich halte auch seine Originalmethode für bisher unübertroffen. Die zahllosen Änderungen, Abstriche oder Zusätze, die viele Autoren schon vor und besonders seit dem Tode von I. H. Schultz vorgeschlagen haben, konnten sich nicht bewähren.

Doch stimmte I. H. Schultz schon zu seinen Lebzeiten ausdrücklich einigen wenigen Ausnahmen zu: Müller-Hegemann schlug vor, nach der sechsten Übung, der Stirnkühle, noch ausdrücklich hinzuzufügen: »Unterkiefer und Zunge sind ganz schwer.«

Prof. G. Faifull-Smith in Glasgow (†) empfahl (kurz nach dem Tode von I.H. Schultz), die Atemübung mit der Formel abzuschließen: »Jeder Atemzug vertieft die Ruhe.« Dieser Zusatz fördert den Übungsablauf so wesentlich, dass wir ihn auch in dieses Übungsheft aufgenommen haben.

Auch andere Forschungen, z. B. von Prof. H. Prokop (Innsbruck), von J. Garcia (Lingen), (»Autogenes Training und Biokybernetik«, Stuttgart 1984) oder von Dr. A. Pszywyj (Graz) waren zu berücksichtigen, um auch das Übungsheft auf dem neuesten Stand der ständig fortschreitenden wissenschaftlichen Forschung zu halten.

Ich wünsche mir wie der Autor von ganzem Herzen, dass die kleine Schrift, richtig angewendet, weiter ihre Aufgabe erfüllt.

Klaus Thomas

Einführung

Aus der Hypnose entstanden bietet das Autogene Training jedem die Möglichkeit der positiven Selbstbeeinflussung. Durch gezielte Entspannung werden Sie gelassener, konzentrierter und leistungsfähiger.

Autogenes Training und Hypnose

Autogenes Training bedeutet aus dem »Selbst« (griechisch = autos) entstehendes (griechisch = genos) »Üben«. Das ist die Zielvorstellung, mit der jeder Übende an das Verfahren herantreten sollte, auch wenn der Weg dorthin von außen kommende Elemente enthält.

Nichts kommt bei solchen Methoden von Anfang an nur aus dem Selbst. Das gilt auch bei anderen aktiv-autosuggestiven oder aktiv-selbsthypnotischen Verfahren, sondern immer löst erst ein äußerer Anstoß einen inneren Vorgang aus, der damit wirklich aus dem Eigenen erwächst, d. h. also im wahrsten Sinne »autogen« wird.

Mit anderen Worten heißt das: Jede von außen kommende Suggestion (Heterosuggestion) wird durch eine in sich selbst entstehende Suggestion, d. h. also »Autosuggestion«, verwirklicht.

Umgekehrt – und das ist für uns hier noch wichtiger – bedarf eine von innen kommende Reaktion so gut wie immer eines von außen kommenden Anreizes. Das kann als Gesetz aufgestellt werden, wodurch sich die Grenze eines von außen »Heteros« und ein nur aus dem Innen heraus entstehendes »Autos« relativiert. Das Wesentliche ist so gesehen eigentlich eine Gewichtsverteilung.

Auf der einen Seite stehen Verfahren wie die reine Suggestion oder Hypnose, bei der die Übungspersonen oder Patienten nur

eine relativ passive Rolle spielen. Das widerspricht nicht ihrer eigenen Leistung, Mitwirkung und Einwilligung. (Auch in der neueren Ausgestaltung der Hypnose werden verstärkt die autoregulativen Prozesse angesprochen und aktiviert.) (2) Auf der anderen Seite stehen Verfahren, die nur durch sparsame Außenreize die eigenen Reaktionen des Übenden anregen wollen, damit er dann, weitgehend von den Außenanregungen abgelöst, selbst üben kann. In dieser Endausprägung entspricht das dann dem »Autogenen«. So wird dann durch geistige Schulung jeder Art das gesamte Verhalten des Organismus beeinflusst. »Die Seele wirkt auf den Körper.« Ein Mensch kann seine verkrümmte Wirbelsäule durch ausdauerndes Üben geraderichten.
Ein Mensch, der es durch Üben lernt, seine Stimmorgane entspannt und geordnet arbeiten zu lassen, bekommt eine »Singstimme«. Ein Mensch, dessen innere Unruhe des »Leibes und der Seele« sich als Herzklopfen äußert, kann die Symptome bessern. Durch dieselben Mittel kann ein Kranker mit Bronchialasthma, d.h. einer krampfhaften Verspannung der Atemorgane, sein Leiden erleichtern. Solche ärztliche Heilbehandlung nennt man Psychotherapie. Das Autogene Training ist eine ihrer Methoden.

Die Seele wirkt auf den Körper.

Entstanden ist das Autogene Training aus alten und sicheren ärztlichen Erfahrungen der Hypnose (3) (Teilschlaf). Hypnose ist ein schlafähnlicher Ruhezustand, der bei Gesunden immer, bei Nervösen etwas schwieriger durch rein seelische Beeinflussung hergestellt werden kann und Ruhe sowie Erholung mit sich bringt. (Auch Aktivität kann in Hypnose suggeriert werden und zeigt sich dann auch in den vegetativen Reaktionen.) (4) Bei Geisteskranken gelingt die Hypnotisierung nur ganz ausnahmsweise. In tieferer Hypnose entwickelt sich ein traumhafter, nachtwandlerischer Zustand (»Somnambulhypnose« genannt). Hypnosen leichteren und mittleren Grades stellen behagliche Ruhezustände dar, in denen die Außenwelt wenig beachtet wird, ja oft verschwindet. Wie beim Nachttraum kann ferner in diesen Zuständen die Kritik teilweise verringert werden. Daher werden Erlebnisse in der Hypnose besonders »wirksam«. Wird dem Hypnotisierten z. B. gesagt: »Sie stehen in der heißen Sonne«, so rötet sich das Gesicht, und er beginnt oft zu schwitzen. Ja, es gelingt bei Beeinflussbaren, das Erleben so zu steigern, dass die »Ein-Bildung« zu einer Hautverbrennung, zu einer richtigen Brandblase führen kann.

Hypnosen leichteren und mittleren Grades stellen behagliche Ruhezustände dar.

Therese Neumann, Konnersreuth, zum Beispiel zeigte Hautveränderungen aufgrund einer außergewöhnlich intensiven »Ein-Bildung«. Befehle in der Hypnose werden später oft ausgeführt, auch wenn keine »bewusste« Erinnerung an die Vorgänge in der Hypnose besteht (posthypnotische Suggestion). Die Steigerung des Erlebens in der Hypnose erhöht bis zu gewissen Graden die Erinnerung an früher Erlebtes und Gelerntes, doch müssen Angaben Hypnotisierter genau überprüft werden; denn auch ihre Neigung zum Erfinden und Phantasieren (»Confabulieren«) steigt in gleichem Maße. Der menschlichen Phantasie sind keine Grenzen gesetzt. Die reine Hypnose (»Leerhypnose« nach Polzien) ohne zusätzliche gezielte Beeinflussung von außen ist ein wohltuender, erholender und beruhigender Zustand innerer Sammlung. Die Abkehr von äußeren Eindrücken kann so gesteigert werden, dass von Ärzten Geburtshilfe und Operationen völlig schmerzlos in reiner Hypnose ausgeführt wurden. [5]

Wie bei allen ähnlichen Erscheinungen darf man den Menschen auch bei der Hypnose nicht in zwei Teile, in Leib und Seele, zerlegen. Hypnose bedeutet vielmehr wie Nachtschlaf, Ermüdung, Sprechen usw. eine Tätigkeit oder eine Einstellung des ganzen lebendigen Menschen. Psychologische Experimentaluntersuchungen zeigten dies schon 1920–1924 in Jena besonders klar.

Der Mensch fühlt in ruhiger Hypnose auch eine deutliche Veränderung des Leibes: Er bemerkt dabei ein kennzeichnendes, eigenartiges Gefühl von Ruhe, Schwere und Wärme. Schweregefühl entsteht, wenn die Muskeln sich entspannen, die sonst den Körper durch ihre Spannung halten, Wärmegefühl, wenn die Blutgefäße sich erweitern und mehr Blut durchlassen. Das Wesentliche an der Umschaltung in Hypnose ist also wie beim ruhebringenden Nachtschlaf eine Entspannung des Organismus, besonders der Muskeln und Blutgefäße, durch entsprechende Schulung der Konzentration. Das Autogene Training gibt als konzentrative Selbstversenkung die Möglichkeit, ohne Beeinflussung durch einen anderen den wohltätigen schlafähnlichen Zustand zu erreichen, sich selbstständig die Kräfte der Innenwelt in den gegebenen Grenzen fruchtbar zu machen (Selbsthypnose).

Alles Üben, man denke nur an Sport, Gymnastik usw., hat zwei Grundrichtungen:
1. Lebenssteigerung, 2. Fehlerbeseitigung.

Das Gleiche gilt für das Autogene Training. Es kann zur Steigerung von gesunden Fähigkeiten, von Leistung, Selbstbeherrschung, Erholung usw. oder zum Vermindern, gegebenenfalls zum Beseitigen von ungesunden Störungen oder Krankheitserscheinungen dienen, ebenso wie die äußere Bewegungsgymnastik Lebensertüchtigung des Gesunden (Körperbildung) und Umstellung des Kranken (Heilgymnastik) erstrebt.

Entspannung

Entspannung ist im Autogenen Training Mittel und Weg zur »Versenkungsruhe« und damit Wert an sich. Alles gesunde Leben erstreckt sich zwischen den Polen Spannung und Entspannung. Das gesunde Tier ohne Tätigkeit schläft, der Mensch von heute braucht ein Höchstmaß von spannender Leistung und spannender Selbstbeherrschung. Daher »verkrampft« er sich u.U. leicht, sodass körperliche Vorgänge wie Atmung, Verdauung und dergleichen durch Spannungen erschwert werden können, vom Lebensgefühl und vom höheren Seelenleben ganz zu schweigen. Das Autogene Training verlangt zwar unbedingten und ausdauernden Einsatz der inneren Sammlung (Konzentration). Es benutzt aber nicht den bewussten, mit aktiver Spannung arbeitenden Willen, sondern eine innere Hingabe an bestimmte Übungs-Vorstellungen.

Alles gesunde Leben erstreckt sich zwischen den Polen Spannung und Entspannung.

Wir können abends nur einschlafen, wenn wir uns dem Schlafe »hingeben« und nicht mit Gewalt schlafen »wollen«; dadurch würden wir gerade wach bleiben. Der Gegensatz zwischen bewusstem, aktiv spannendem Beiseiteziehen der Lippen zum Zähneputzen und dem unkontrollierten, daher oft peinlichen, »von selbst« geschehenden, unmittelbaren Lachen aus innerem Erleben zeigt im Alltag die beiden grundlegend verschiedenen Verläufe »bewusst-aktiver« und »passiv-hingebender« Konzentration.

Die einzelnen Übungen des Autogenen Trainings sind so aneinander gereiht, dass sie mit dem Einfachsten und Unscheinbarsten beginnen. Mit zunehmendem Üben und in dem Zusammenbau verschiedener Übungsteile erreicht der Lernende einen Zustand, als läge er in einem behaglich warmen Bade mit angenehm kühlem Kopf. So wird er sich solchen Empfindungen passiv gelöst überlassen und durch ein solches entspannendes Bad ebenso eingeschläfert werden – so soll er sich den einzelnen Übungen »hingeben«.

Die konzentrative Selbstversenkung des Autogenen Trainings hat also den Sinn, sich mit genau vorgeschriebenen Übungen immer mehr innerlich zu lösen, zu versenken und so für den ge-

Vorversuch

Man zittere absichtlich so schnell wie möglich mit einer Hand und betaste mit der anderen Hand den Unterarm nahe am Ellenbogen, wo die meisten Muskeln ansetzen: Der Arm fühlt sich steinhart an.

Danach lasse man die Hand lose hängen; jetzt ist kein Zittern möglich. Der Arm ist weich, weil seine Muskeln entspannt sind. (6)

samten Organismus eine von innen kommende Umschaltung zu erreichen, die es erlaubt, gesunde Vollzüge zu stärken, ungesunde zu mindern oder abzustellen. Wie der Mensch, der Lesen gelernt hat, nun lebenslänglich lesen »muss«, wenn er Schriftzeichen sieht, so kann dem autogen Trainierten eine entspannt-gelassene Haltung zur zweiten Natur werden. Wir sprechen von einem »erworbenen Vollzugszwang im normalen Seelenleben«.

Was kann dabei grundsätzlich erreicht werden? Alles, was Entspannung und Versenkung leisten können, wie es schon die wissenschaftlich-ärztliche Hypnose bewies, also: Vertiefte Erholung in kurzer Zeit.

Ziele des Autogenen Trainings

Selbstruhigstellung. Das aber geschieht nicht durch krampfhaftes »Zusammennehmen«, sondern durch innere Lösung. Ärger, Heftigkeit, viele Ängste und andere störende Gemütsbewegungen sind nur deshalb so mächtig, weil sie den ganzen Organismus erschüttern. Der bekannte Arzt Heyer formulierte es besonders plastisch, wenn er sagte: »Wer es gelernt hat, im Autogenen Training ›sich-zu-lassen‹, wird durch regelmäßiges Trainieren ›gelassen‹.« Angstgefühle gehen mit Zittern einher. Zittern, wie die Härte der Arme zeigt, bedeutet Spannung. Wer sich also entspannt, vermindert seine Angst. Auch das Wort »Angst« (= Enge) weist auf Verkrampfung hin. Beherrscht ein Mensch die konzentrative Selbstentspannung, kann er im Augenblick der Angst sich selbst innerlich lösen. Der überwältigende Sturm im Organismus durch das Angstgefühl wandelt sich in einen blassen Angstgedanken, der sich überwinden lässt. So kann sich der Mensch selbst ruhigstellen durch eine »Resonanzdämpfung der Affekte« (der Gemüts-

Autogenes Training bietet vertiefte Erholung in kurzer Zeit.

bewegungen). Im gleichen Sinne ist das Autogene Training der natürliche Weg zum Schlaf.

Selbstregulierung sonst »unwillkürlicher« Körperfunktionen wie z.B. des Blutkreislaufs. [(7)]

Leistungssteigerung z.B. des Gedächtnisses dadurch, dass der Übende lernt, 3-mal täglich für eine befristete Zeit seine Gedanken zu sammeln und wohl auch, weil er sich in gefühlsmäßig belastenden Situationen (z.B. Examen) besser selbst ruhigstellen kann. Vermindert wahrgenommen, nehmen sonst störende Außenreize ab, Konzentration und Erinnerungsfähigkeit wachsen. Auch die körperliche Leistungsfähigkeit, z.B. im Sport, nimmt beträchtlich zu durch das vermehrte Durchbluten der benötigten Muskeln, durch das Entspannen der Gegenspielermuskeln (Antagonisten), durch das konzentrierte Einüben und Ablaufen aller Bewegungen, durch die feste Siegesgewissheit u.a.m.

Verringerte Schmerzwahrnehmung durch einen Zerfall des Schmerzerlebnisses. Dadurch verändert sich der Schmerz so, dass er nicht oder nur sehr abgeschwächt als Leid oder »Weh« erfahren wird. Schmerzäußerungen werden aber nicht gewaltsam unterdrückt.

Selbstbestimmung durch formelhafte Vorsätze, die in der Versenkung eingebaut werden und wie die erwähnten posthypnotischen Suggestionen automatisch wirken.

Selbstkritik und **Selbstkontrolle** durch »Innenschau« in der Versenkung.

Die Übungen

Nun lernen Sie die 6 Schritte der konzentrativen Entspannung kennen: Empfinden von Schwere und Wärme in den Gliedern, ruhiger Atmung, strömender Wärme, einem kühlen Kopf und einem ruhigen Herzschlag.

Haltungen

Für die Übungen können folgende Haltungen eingenommen werden:

Im Liegen. Am besten gelingt das Training zunächst in der Liegehaltung, bei der in bequemer Rückenlage mit unterstütztem Nacken geübt wird. Die Arme liegen mit leicht gebeugten Ellenbogen neben dem Leib, die Handflächen nach unten. Die Fußspitzen sollen locker nach außen fallen.

Im Sitzen. Die Lehnsesselhaltung kann in einem Lehnstuhl oder in einem Liegesessel mit hoher, eventuell verstellbarer Lehne durchgeführt werden, an der sich der Kopf stützen kann, mit weichen Seitenlehnen, auf denen die Unterarme zwanglos sicher ruhen. Aber auch jeder andere einigermaßen bequeme Stuhl erfüllt den Dienst. Nur kann man hier den Kopf nicht anlehnen, sondern lässt ihn (in Gleichgewichtshaltung oder) (8) wie bei der sogleich noch zu beschreibenden Droschkenkutscherhaltung nach vorn fallen.

> Die Übenden sollen nicht nur im Liegen trainieren, sondern mindestens einmal täglich auch im Sitzen.

Fehlen Gelegenheiten zu bequemem Sitzen oder Liegen, so kann auch eine dritte Haltung für die Übung benutzt werden: Man setzt sich gerade auf eine Bank, einen Hocker ohne Lehne oder vorne auf einen Stuhl, sodass die Lehne vom Rücken entfernt ist. Nun lässt man sich im Sitzen senkrecht in sich selbst zusammensacken, wobei die Arme seitlich herunterhängen und der Kopf senkrecht über dem Gesäß bleibt, nie aber nach vorn über die Oberschenkel sinkt. Nur die Lendenwirbelsäule wird gebeugt (nie der Rücken, sonst würden sich die Rückenmuskeln anspannen), sodass die Schultern senkrecht über den Beckenknochen (»Spina iliaca«)

bleiben. Der Kopf hängt etwas nach vorn herunter. Dabei darf aber keine Fallneigung nach vorn eintreten, sondern der Rumpf muss senkrecht in sich zusammensinken. Wer jede Muskelspannung fortlässt, wird vom Skelett (Knochengerüst), besonders von der Wirbelsäule, Ihren Gelenken und Bändern, aufgefangen. Er hängt in seinem Knochen-Gelenk-Apparat ohne jede Muskelleistung. Nun werden die Arme lose schwingend bewegt und auf die gespreizten Oberschenkel so aufgelegt, dass der Unterarm nahe den Ellbogen vom Oberschenkel unterstützt wird. Die Arme sind dann wieder in der beschriebenen Weise gebeugt. Der Körper hängt ohne jede Muskelarbeit in seinen Knochen. Die Fersen stehen senkrecht unter den Knien; so wird auch die Schwere in den Beinen deutlich erlebt. Das ist die Droschkenkutscherhaltung. Diese Haltung sollte vor dem Üben noch bei jedem Teilnehmer einzeln kontrolliert werden. Die Übenden sollen nicht nur im Liegen trainieren, sondern mindestens einmal täglich auch im Sitzen; denn auch im täglichen Leben finden wir überall einen Ort, wo wir sitzen können, nicht aber überall eine Liegestatt.

Nach Monaten des Übens ist die Körperhaltung völlig belanglos.

Ein eindeutiger Zusammenhang hat sich ergeben: Je genauer anfangs die Droschkenkutscherhaltung beachtet wird, umso zuverlässiger wird das Training gelernt. (Aber auch die Lehnsesselhaltung oder die »Flegelhaltung« (ohne Kopfstütze) haben sich sehr bewährt.) (9) Später, d.h. etwa nach 5 Wochen, gelingt das Üben in fast jeder Sitzhaltung, ja nach einigen Monaten sogar notfalls im Stehen.

Darum sei vor den beiden häufigsten Fehlern bei der Droschkenkutscherhaltung gewarnt: Scheinbar bequemer wirkt das Anlehnen an die Stuhllehne; doch dabei spannen sich reflektorisch die Bauchmuskeln an. Ebenso scheint anfangs das Aufstützen der Unterarme auf die Oberschenkel das Entspannen zu fördern; doch unbemerkt spannen sich dabei die Rückenmuskeln an, und das Hauptziel wird nicht erreicht: das völlig lockere und automatische Balancieren der Wirbelsäule ohne jede Muskelkraft.

Nach Monaten des Übens ist die Körperhaltung völlig belanglos und die Leistungen lassen sich »abrufen«.

Der Pendelversuch

Führen Sie den 2. Vorversuch aus, wie rechts beschrieben. Ein fester Gedanke, eine »Sammlung« oder »Konzentration« bewirken demnach eine erkennbare, aber unmerkliche oder unwillkürliche Bewegung. Das gelingt jedem normalen Menschen. Nicht die »Seele denkt« und der »Körper bleibt ruhig«, sondern der ganze Mensch »erlebt« nach der Konzentration eine Richtung und damit die deutliche Bewegung des Pendels.

Der einfache kleine Versuch zeigt auch den Weg für die Übungen. Wenn z.B. die Muskeln eines Armes durch Konzentration entspannt werden sollen, muss nur der Zustand der Entspannung innerlich gesammelt erlebt werden. Die Lösung der Muskelspannung zeigt sich als Schweregefühl. Im Autogenen Training konzentrieren wir uns zunächst: Der rechte Arm ist schwer. Wie die Bewegung im Pendel, tritt nun beim Normalen das Schweregefühl, die Muskelentspannung, ein, wie der Übungsleiter es auch beobachten kann.

2. Vorversuch

Wenn man beide Ellenbogen auf einen Tisch stützt und zwischen die Fingerspitzen einen etwa 30 cm langen Faden nimmt, an dem unten ein schwerer Gegenstand, z. B. ein Ring hängt, so führt dieses »Pendel« jede Bewegung aus, auf die man sich geistig einstellt, ohne dass man diese Bewegung wahrnimmt. Wer eine Uhr unter den Ring legt und die Richtung 5–12 betrachtet, der sieht das Pendel scheinbar »von selbst« in der gedachten Richtung schwingen.

Wer zum Vergleich dieselbe Bewegung absichtlich durchführt, hat ein ganz anderes Gefühl: Er weiß, dass er »tätig« ist, »sich anspannt«.

Die eigene Konzentration

Solche Übungen sind nur möglich und wirksam, wenn der Übende sich ganz »auf sich selbst«, »nach innen« wendet. Daher verringert jedes Mitsprechen beim Üben das Ziel des »autogenen Grundprinzips«. Wenn ein Arzt während des Übens ungebührlich viel oder ausschmückend vorspricht bzw. gar eine Platte oder ein Tonband laufen lässt, wie dies in letzter Zeit bedauerlicherweise oft geschieht, kann der Übende nicht mehr im eigentlichen Sinne in sich selbst üben, sondern unterliegt einer leichten Hypnose alten Stils (Heterohypnose).

Autogenes Training erfordert daher völliges Stillschweigen (10) des Übenden, der durch ein Mitsprechen nur seine Stimmband- und Mundmuskeln anspannen würde.

Der Übende konzentriert sich zum Anfang auf den Satz: – »Ich bin ganz ruhig« und dann – »Der rechte Arm ist schwer«. Die Ruheformel kann auch später nach Bedarf wiederholt werden, auch mit dem Wortlaut:

Die Ruheformel

»Die Ruhe wird immer tiefer« oder »Ich bin in Ruhe«.

Nach der Ausbreitung des Schwereerlebnisses kann die Konzentration zusammengefasst werden zu »Ruhe – Schwere«. Monotone Verhaltensweisen können gut an den Übenden herangetragen werden, gleichgültig ob er sich dem kurzen, sparsamen, begleitenden Vorsprechen hingibt oder selbsttätig die Übung trainiert. Jeder soll seine Form von Autogenem Training lernen, ohne deshalb das Grundprinzip der Übung zu verlassen.

Von vornherein mit dem ganzen Organismus zu üben, wäre falsch, weil sich dann die Konzentration auf ein zu weites Feld richten müsste. Daher soll die Übungsarbeit mit einem, meist dem rechten Arm beginnen. (Bei Linkshändern ist es günstig, mit dem linken Arm zu beginnen.) (11)

Zur Übung ist ein ruhiges, kühles, leicht abgedunkeltes Zimmer erwünscht. Die Ellenbogen der gut unterstützten Arme sollen leicht gebeugt sein. Ein Drittel der Übenden verfügt – konstitutionell bedingt – nur über relativ kurze Arme bei längerem Oberkörper. Dann bietet ein Kissen oder eine zusammengerollte Decke die notwendige unterstützende Unterlage. Die gesamte Haltung ist durchaus bequem, da sonst aus mechanischen Gründen Spannungen einsetzen, die das Üben unmöglich machen.

»Abwarten auf den Erfolg« stört eher!

Auch wenn nur ein Arm geübt und dort das Schweregefühl erlebt wird, breitet sich die Wirkung meist ganz spontan, ohne äußeres Zutun, auf den anderen Arm aus, d.h. ohne zusätzliche Konzentration und damit erneut im besten Sinne des Wortes »autogen«. Jede Übung sollte so lange an einem Arm durchgeführt werden, bis sie sich von selbst auf den anderen Arm und dann auf die übrigen Gliedmaßen ausbreitet, d.h. generalisiert. (Bei regelmäßigem, d.h. täglichem Üben kann nach ca. einer Woche der zweite Arm hinzugenommen werden; ein »Abwarten auf den Erfolg« stört eher!) (12) Wer im Beginn der Übung bald mit diesem, bald mit jenem Arm übt oder absichtlich »willkürlich« die Konzentrationen wechselt, bekommt nie gute Ergebnisse, Geläufigkeit und damit Erfolg.

Sechs Schritte zur Entspannung

Nach diesem Prinzip wird im Autogenen Training konzentrative Entspannung in sechs Gebieten oder Schritten erarbeitet:

1. Muskeln,
2. Blutgefäße,
3. Atmung,
4. Leiborgane,
5. Kopf,
6. Herz.

1. Übung:
Die Schwere
(Muskelentspannung)

Konzentrative Entspannung könnte von den verschiedenen Körpergebieten und Körperfunktionen ausgehen, z.B. auch von der Atmung. (Über die Veränderung des Atemvorgangs steigen alle asiatischen Meditationen in die psychophysische Gesamtumschaltung ein.)

Das Autogene Training aber nimmt seinen Ausgang von den Bewegungsmuskeln, weil sie dem abendländischen Menschen am vertrautesten und seiner Selbstverfügung am meisten unterstellt sind. Außerdem zeigen die Erfahrungen in der Hypnose, dass gerade die Muskelentspannung sich besonders schnell und deutlich zeigt. Sie wird als Gliederschwere empfunden und ist jedem Menschen vom abendlichen Einschlafen bekannt, wenn sich die »Glieder lösen«, wie der Grieche sagt.
Jede Zuwendung zum Leben und nach außen ist mit Muskelspannung verbunden. Das Blicken, Sprechen, Greifen beruht auf Muskelbewegungen. Lebhafte Erwartung wird deswegen mit Recht als Spannung bezeichnet, weil bei ihr alle Muskeln »angespannt« sind. Auch scharfes Nachdenken ist vielen Menschen anzusehen, weil sie dabei die Stirn in Falten legen. Jedes Wollen, ja schon das lebhafte Denken an eine Bewegung gibt Spannung in die Bewegungsmuskeln. Deshalb fühlen wir uns in »aufrechter Haltung« anders als in schlaffer, niedergedrückter.

Die Muskelentspannung zeigt sich besonders schnell und deutlich.

Wenn also die oben beschriebene Ausgangshaltung entweder im Sitzen oder im Liegen eingenommen ist und vom Übungslei-

Die Formeln

1.
Ich bin ganz ruhig (Zielrichtung der ganzen Arbeit ursprünglich abwechselnd mit der Schwerekonzentration; später nach Bedarf nochmals wiederholen).

2.
Der rechte Arm ist schwer (1. Übungsformel), etwa 3-mal konzentrieren.

3.
Der linke Arm ist schwer (etwa 3-mal).

4.
Beide Arme sind ganz schwer (etwa 3-mal).

5.
Die Beine sind ganz schwer (etwa 3-mal).

6.
Alle Glieder sind schwer (etwa 3-mal).

alternativ: [14]

1.
Ich bin ganz ruhig.

2.
Der rechte Arm ist schwer.

3.
Beide Arme sind schwer.

4.
Arme und Beine sind schwer.

Später entfallen 2. und 3.

ter kontrolliert wurde, sollte sich nach Augenschluss der Übende möglichst geistig lebendig – nach der Konzentration »ich bin ganz ruhig« (s. o.) – auf die Schwere einstellen, ohne sich irgendwie zu bewegen, ohne zu sprechen oder sonst etwas zu »tun«. Die jedem Übenden einfallenden Gedanken, Vorstellungen, Erinnerungen usw. sollten nicht abgewehrt werden, da dies doch gerade eine Verkrampfung bedeuten kann. Die Übungsformeln sollen vielmehr wie ein Tonband geistig monoton abrollen. Die häufigen anderen Einfälle, Vorstellungen usw. bleiben dabei ungeachtet. Sie pflegen nach wenigen Tagen zu schwinden. Speichelfluss (gerade dieser kann als Zeichen für eine beginnende vegetative Umschaltung verstanden werden)[13], Hustenreiz, Lidflattern u. a. m. »sind ganz gleichgültig«.

Bei Normalen zeigt sich bald eine deutliche Schwereempfindung, am häufigsten in der Ellenbogen- oder Unterarmgegend, am Anfang eines Kursus bei 65 Prozent der erstmals Übenden, am Ende bei 98 Prozent.

Übungsdauer

Ebenso wie mit dem Gang der Übung muss der autogen Trainierende mit der Übungszeit sorgfältig umgehen.

Während des Lernens, also durchschnittlich während der ersten 6 Wochen des Übens, soll die Zeitdauer (ohne ängstliche Uhrkontrolle) etwa 3 Minuten betragen.[15][16]

Wird im Anfang die einzelne Übung verlängert, treten bei den meisten Übenden Spannungen auf, weil sie es zu »gut« machen wollen. Der Übende merkt dann, dass die Armschwere schwindet, statt mit fortschreitendem Üben intensiver zu werden. Wer sich im Anfang schon etwa 10 Minuten zum Üben Zeit lässt, der pflegt auch nach Monaten noch 10 Minuten bis zum Erleben der

Das Zurücknehmen

Nach 3 Minuten erfolgt das Zurücknehmen, das nun in genau der gleichen Weise geübt werden muss. Damit der ganze Vorgang mehr und mehr völlig automatisch abläuft, steht das Erlernen der Umschaltung des Organismus im Mittelpunkt der gesamten autogenen Arbeit. Das »Zurücknehmen«, das ja beim Autogenen Training der Desuggestion entspricht, soll in folgender und gleichbleibender Weise geschehen:

Das Zurücknehmen

1. Der Übende beugt und streckt beide Arme mit geballten Fäusten ein paarmal mit energischem Ruck.
2. Er atmet tief ein und aus.
3. Er öffnet die Augen.
   Als kurzes Formelkommando:

1. Arme fest!
2. Tief ein- und ausatmen!
3. Augen auf!

Die Beinschwere bedarf, auch wenn sie sich im Zuge der Ausbreitung zeigt, in der Regel keines besonderen Zurücknehmens, da sich die Beine automatisch wieder spannen. Bleibt ein Schweregefühl in den Beinen zurück, dann helfen einige Kniebeugen, mehrmaliges Wippen auf den Zehenspitzen oder das »ausführlichere Zurücknehmen« (s. o.). Dafür aber kann es bei fortgeschrittenem Übungsstand sinnvoll sein, das Zurücknehmen nicht durch einen energischen Ruck der Arme zu beenden, sondern durch ein kräftiges Ballen beider Hände zu Fäusten und – von manchen als allmählicherer Übergang bevorzugt – ein »Räkeln«. Das tiefe Atmen und das Augenöffnen aber bleiben gleich. Wer beim Üben in seinem Zimmer überrascht wird, kann »räkelnd« unauffällig und unbemerkt »zurücknehmen« und Eintretenden vollwach begegnen. Nur wer genau, sorgfältig und ausdauernd die Entspannung übt und genau zurücknimmt, kann zuverlässig fortschreiten. Man stelle sich vor, einem Kind würde jeden Tag eine andere Sprache vorgesprochen: Es würde nie eine Sprache beherrschen lernen. Das Autogene Training aber trägt seine Früchte nur für die, die seine Methode beherrschen.

Schwere zu brauchen und bekommt das Training nicht als einen Schaltvorgang mit Einstellen und Zurücknehmen kurzfristig in den Griff.

Bei besonders eifrigen leistungsbetont Übenden gehe ich eher auf 2 Minuten, um dem Leistungsdruck entgegenzuwirken (Stephan).

Etwa 250-mal unter 100 000 Übenden wurde über schwere Beine nach dem Üben geklagt. In solchem Fall ist das »ausführliche Zurücknehmen« erforderlich, wie dies mit dem Zählen von sechs bis eins für die Oberstufe angegeben ist (6. Aufl., S. 66/67) (17) siehe Seite 34.

(Sollte auch dieses »ausführlichere Zurücknehmen« nicht ausreichen, so sind zusätzlich 6–10 Kniebeugen zu empfehlen sowie ein Wippen des Körpers auf den Zehenspitzen, damit die Beinmuskeln wieder angespannt werden.) (18)

Wirkung

Nach 3–4 Übungstagen wird das Schweregefühl im Übungsarm immer deutlicher und tritt immer schneller ein. Zugleich wird es auch in den anderen Gliedmaßen fühlbar, am häufigsten im anderen Arm. Ist das Schweregefühl in beiden Armen deutlich, so gilt die Formel: »Beide Arme sind schwer«.

Wer zu lange bei dem ersten Übungsarm verweilt, auch wenn die Ausbreitung auf den anderen Arm oder gar auch schon auf die Beine erfolgt ist, der erschwert, verzögert oder hindert sogar den Entspannungsvorgang. Aus diesem Grunde sollte man beim Bericht des Übenden, er spüre auch schon ein Ziehen im anderen Arm, also z.B. im linken Arm, gleich die Anregung geben, nun zu konzentrieren: »Beide Arme sind ganz schwer«. Andernfalls

Ausführliches Zurücknehmen

Bei 1
kommt die Kraft in beide Beine.
Bei 2
kommt die Kraft auch in beide Arme.
Bei 3
atme ich tief ein und aus.
Bei 4
Arme fest (ich spanne die Muskeln an).
Bei 5
bin ich frisch und hellwach.
Und bei 6
öffne ich die Augen.
(Stephan)

(ursprüngliche Form von Schultz: Ich zähle von sechs bis eins; wenn ich »eins« sage, fühle ich mich ganz wach und wohl und frisch und frei; alle Glieder gehorchen dem Willen, und alle Sinne nehmen die Wirklichkeit richtig wahr:

sechs – die Beine sind leicht;
fünf – die Arme sind leicht;
vier und drei – Atmung und Herz sind
ganz normal;
zwei – die Stirn hat die normale Temperatur und
eins – Arme fest, tief Luft holen, Augen auf!)

hält der Übende die Schwere zu lange am ersten, meist rechten Übungsarm fest, da Aufmerksamkeit und körperliche Umschaltung ineinander übergehen.

Bei der Schwereübung handelt es sich immer um ein reflektorisches Geschehen, das symmetrisch auftritt. Die subjektive Aufmerksamkeit lässt uns die Schwere aber zunächst nur in einem Arm wahrnehmen.

Normalerweise ist in 6–10 Tagen die Übung so weit vorgeschritten, dass durch einen Augenblick innerer Konzentration sich Arme und später auch beide Beine entspannen.

3. Vorversuch

Man lege den Arm entspannt bequem auf: Er wird als schwer empfunden. Dann hebe man den Arm in der Schulter: Die Empfindung der Armschwere verschwindet.

2. Übung: Wärmeerlebnis

(Gefäßentspannung)

Muskelübungen haben an und für sich nichts Überraschendes, da der Laie die Bewegungen der Muskeln für »willkürlich« hält. Merkwürdiger scheint schon, dass die Weite der Blutgefäße durch Konzentration geübt werden kann. Aber Gemütsbewegungen sind ja bekanntlich mit Veränderungen der Gefäßweite verbunden, z.B. Erröten, Erblassen. Die Abhärtung durch Luft- und Wasserbäder »übt« die Blutgefäße. Wir bewegen uns hier also auf sicherem Boden. Die Übungsfähigkeit der Blutgefäße in der Hypnose ist ebenfalls bekannt. Das Autogene Training verfolgt mit diesen Erfahrungen ein doppeltes Ziel:
1. Körperbeherrschung, 2. Versenkung durch Entspannung.

Systematisch geübt, wird hier der Beweis geliefert, dass der Normale diese Funktion weitgehend selbsttätig beherrschen lernen kann.

Die vom Herzen in den Körper leitenden Arterien, die Haargefäße (Kapillaren) in den Organen und die das Blut zurückführenden Venen bilden einschließlich des Lungen- und Leberkreislaufs sozusagen das »periphere Herz«. Das Unterhautgewebe kann ein Drittel des Blutes aufnehmen. Die Verteilung des Blutes in den Gefäßen wird durch Erweiterung und Verengung der Gefäße durch das Nervensystem reguliert und richtet sich nach Leistung, Erregung (Gemütsbewegung) und Hemmung. Das »periphere Herz«, das Gefäßsystem also, ist ein lebendiger Apparat mit wechselndem Druck und wechselnder Strömungsgeschwindigkeit. Jede Einzelreaktion ist mit dem Ganzen zusammengeschaltet. Auch das Wärmeerlebnis ist die Folge einer Entspan-

Die Formel

Auch hier empfehle ich folgende Vorgehensweise:

Arme und Beine sind ganz schwer.

Ich bin ganz ruhig (1-mal).

Der rechte Arm ist warm (etwa 2-mal konzentriert).

Beide Arme sind (strömend) warm (etwa 2-mal).

Arme und Beine sind (strömend) warm (etwa 2-mal).

Verkürzte Formel

»Beide Arme sind strömend warm«

oder

»Arme und Beine sind (strömend) warm«.

nung, nämlich die »unwillkürlichen« Muskeln, die die Blutgefäße umgeben, geben dem Blutstrom in dem vergrößerten Durchmesser mehr Raum.

Ist das Schwereerlebnis gut, d.h. über beide Arme und Beine sich ausbreitend erarbeitet, wird die Übung zusammengefasst zu (siehe Seite 37 oben).

Stellt sich das Wärmegefühl gleich und deutlich in beiden Armen oder gar in allen Gliedmaßen ein, so folgen die Formeln jeweils dem verkürzten Erleben (siehe Seite 37 unten).

Übungsdauer

Die Zahl der jeweiligen Wiederholungen ist wesentlich bestimmt durch die Gesamtübungszeit der 3 Minuten, die I.H. Schultz in den Kursen so nachdrücklich empfahl. Wer zunächst nur die Schwere in einem (oder beiden) Arm(en) übt, weil sie sich nicht zuverlässig genug einstellt, der wird 4- bis 6-mal bei der Konzentration verweilen; wenn sich Schwere und Wärme in allen Gliedern bei langsamem Durchdenken der Worte einstellt, der wird nur je zweimal jeden Satz in diesem Zeitraum unterbringen. Dadurch erübrigt sich ein etwa ablenkender Blick auf die Uhr.

Mehr als ein Viertel der Übenden erlebt zuerst die Wärme und dann die Schwere, ohne dass diese veränderte Reihenfolge der Entspannung sich auf den Gesamtablauf des Trainings auswirkt.

Übende mit Krampfadern sollten die Beine nicht ausdrücklich warm einstellen. (Manche empfinden die entgegengesetzten Worte: »Die Beine sind angenehm kühl« dann als wohltuend. Eine heilende Wirkung auf die Krampfadern ist jedoch von diesen Worten nicht zu erwarten.)

Wirkung

Bei einem mit durchschnittlichem Erfolg Übenden zeigt sich bald, meist in der Ellenbogen-Unterarm-Gegend, eine strömende Wärme. Ebenso wie die als Schwere fühlbare Muskelentspannung mit elektrischen Messgeräten (Myographie und anderen Methoden) ausgewertet werden kann, ist die Wärmeempfindung als eine Umstellung des lebenden Organismus nachgewiesen. Seine periphere Wärmeausstrahlung wurde gemessen. Dabei stellte man fest, dass eine um etwa 1 °C gesteigerte Wärmeausstrahlung an der Peripherie der Körperoberfläche erfolgt. Das Gewebe wird in Einzelfällen bis zu 8 °C wärmer.

Ein »Zurücknehmen« des Wärmeerlebnisses, d. h. ein willkürliches Beenden der Wärmeübung, ist nicht nötig, da die Blutgefäße elastische, vom Organismus regulierte Gebilde sind, die von selbst zur gewohnten Weite zurückkehren.

Die Wärmeempfindung ist durch Wärmeausstrahlung nachweisbar.

Wird jede Übung genau und vollständig durchgeführt, kann man im weiteren Verlauf, normalerweise nach 2 Wochen, beobachten, wie das Wärmegefühl zuerst im Unterarm immer deutlicher und dann auch in allen vier Gliedmaßen fühlbar wird. (Die Beine sind weniger Ich-nahe; sie folgen etwas später.)

Blutgefäß-Entspannungsübungen sind durchaus nicht als harmlos anzusehen, da durch die veränderte Blutverteilung der Organismus u. U. stark beeinflusst wird. Mehrere Untersuchungen (Polzien u. a.) zeigten eine Umstellung der gesamten inneren und äußeren Blutverteilung während des Autogenen Trainings. Gerade die Wärmeübungen sollten daher nur unter ärztlicher Kontrolle durchgeführt werden, da nur der Arzt aufgrund fachlicher Schulung entscheiden kann, ob Bedenken vorliegen.

Wird beim Autogenen Training eine neue Übung angeschlossen, wie jetzt die Gefäßentspannung nach dem Schwereerlebnis, soll der Übende sich immer in der Hauptsache auf eine gründliche Darstellung des Bekannten konzentrieren und das Neue zunächst anschließen, wie es im Beginn der Schwereübung dargestellt wurde (siehe S. 29 ff.).

Sind Schwere und Wärme schnell und deutlich erreicht, schließen sich die weiteren Übungen an.

Sind schließlich Schwere und Wärme schnell und deutlich erreicht, schließen sich die weiteren Übungen an, nach deren Beherrschung dann die Grundstufe des Autogenen Trainings erreicht ist. (Die gesamtorganische Umschaltung ist mit der Umsetzung von Ruhe und Schwere und Wärme bereits erreicht, und diese Formel »Ruhe-Schwere-Wärme« als Kurzformel stellt die Basis für weitere Übungen dar.) (19)

Kurzformel

Ruhe – Schwere – Wärme

---

3. Übung:
Die Atemeinstellung

Die Atmung steht auf der Grenze von willkürlich steuerbarer und selbsttätig ablaufender Tätigkeit. Im Autogenen Training wird die in der Muskel-, Blutgefäß- und Herz-Ruheentspannung erarbeitete innere Lösung unmittelbar in die Atmung hineintrainiert, wie sich auch die Schwere und Wärme »von selbst« von dem einen Übungsarm am Beginn auf die anderen Gliedmaßen ausgebreitet, d.h. generalisiert haben.

Im Autogenen Training stört jedes absichtliche Selbstbeeinflussen der Atmung; denn es würde ja Spannung und Willkür bedeuten. Der Übende hat sich so einzustellen, dass erst die Übungshaltungen 1–3 sorgfältig erlebt werden. Daran soll sich dann die Konzentration anschließen:

Die Formel

Die Atmung ist ganz ruhig und gleichmäßig.

Für viele Übende ist die Verführung groß, die Atmung irgendwie absichtlich zu ändern, etwa im Sinne einer irgendwo erlernten Atemübung. Das muss für das Autogene Training unbedingt vermieden werden. Die Atmung soll aus dem gesamten Ruhetönungserlebnis heraus von selbst in eine ganz ruhige Einstellung kommen. Um jedes falsche absichtliche Atmen auszuschalten, ist die ergänzende Konzentration zu empfehlen:

Ergänzung

Es atmet mich

(oder: Es atmet in mir [D. Langen]).

Die Atmung soll sich aus der Ruheentspannung heraus gestalten, den Übenden »tragen« und »nehmen«. Er soll sich der Atmung hingeben wie beim Schwimmen auf leicht bewegtem Wasser in passiver Rückenlage.

Besonders bewährt hat sich der Wortlaut von G. Fairfull-Smith: (vgl. S. 10).

Alternative

Jeder Atemzug vertieft die Ruhe.

Zahlreiche asiatische Versenkungsmethoden beginnen damit, die Atmung absichtlich umzustellen. Beim Autogenen Training dagegen soll die Aufmerksamkeit nur dem natürlichen Atemrhythmus folgen.

4. Übung:

Regulierung der Bauchorgane (»Sonnengeflecht«)

Ebenso wie Gliedmaßen und Brust (Atmung, Herz) sollen die Bauchorgane entspannt werden. Der Übende stellt sich zu diesem Zweck auf den größten Lebensnervenknoten des Bauchraums, auf das Sonnengeflecht ein. (Dieser entspricht dem Truncus coeliacus.) [20] Er liegt etwa in der Mitte zwischen Nabel und unterem Ende des Brustbeins, also in der oberen Leibhälfte. Hierhin konzentriere sich der Übende als Nächstes, nachdem die Übungen 1–4 erarbeitet worden sind:

Die Formel

Das Sonnengeflecht ist strömend warm.

Einige Übende können trotz einer Beschreibung sich nur schwer vorstellen, wo das Sonnengeflecht liegt und wie es aussieht.

Da zudem dieses viersilbige Wort sich nur schwer einem Rhythmus einfügt, stimmte I.H. Schultz schon 1950 dem Wortlaut zu, den der Bearbeiter dieser Auflage seither bevorzugt (Diese Übung sollte mehrmals wiederholt eingestellt werden.):

Alternativen

Der Leib ist strömend warm. (21)

Der Bauch ist strömend warm. (Stephan)

Wirkung

Recht unterschiedlich werden dann Wert und Erfolg dieser Formel eingeschätzt: Langen hielt die 4. Übung für unwichtig und ließ sie fort. Wallnöfer hält sie für die wichtigste (und besonders wirksam gegen verbreitete Erscheinungen der Impotenz). Er meint auch, fast jedem gelinge dieses Erleben der Wärme.

Wir haben mehrere tausend Übungsteilnehmer befragt:
8 Prozent erleben schon nach einer Woche eine strömende Wärme im Leib,
40 Prozent berichten davon nach 3 Monaten regelmäßigen Übens, und die Zahl wächst auf über
50 Prozent, wenn Ratschläge zum Intensivieren befolgt werden.

Ratschläge

Der Übende sollte eine Decke über den Leib legen (im Bedarfsfall gar mit Wärmeflasche oder Heizkissen), um den durch die verminderte Muskelspannung bedingten Wärmeverlust auszugleichen. Auch die Vorstellung, die Wärme würde beim Ausatmen über den Leib streichen, erleichtert das Gelingen. Nun liegt bei normalem Übungsgang der Übende mit schwerem, strömend warmem, ruhig durchatmetem und durchpulstem Körper entspannt da.

5. Übung:

Einstellung des Kopfgebietes

Im Beruhigungsbad (Kraepelin u.a.), das der Einstellung im Autogenen Training als Modell dienen kann, wird die beruhigend lösende Wirkung verstärkt, wenn eine kühle (nicht kalte) Kompresse auf der Stirn liegt. Wir verlangen von einem »rechten« Menschen, dass er ein warmes Herz und einen kühlen Kopf hat. Unruhe und Erregung drängen das Blut zum Kopf. Im Autogenen Training wird daher die Kopfgegend, die »Kopfsphäre«, besonders eingestellt. Der Übende konzentriert sich vorsichtig zunächst nur für wenige Sekunden, etwa 2-mal bis zur ersten örtlichen Empfindung, dann 3- bis 6-mal:

Die Formel

Die Stirn ist angenehm kühl oder ein wenig kühl

(Vorsicht! Vgl. nächste Seite).

Wirkung

Die Wärmekonzentrationen und die damit verbundenen Wärmeerlebnisse erweitern eindeutig messbar die Blutgefäße, sodass sich auch die Hauttemperatur erhöht. Anders scheint es beim Kühleerlebnis der Stirn zu sein. Die bisher von uns durchgeführten Messungen – sie sind noch nicht ganz abgeschlossen, sodass sie nicht wissenschaftlich exakt ausgewertet werden können – scheinen aber dafür zu sprechen, dass diese Konzentration »Stirn angenehm kühl« mehr psychologisch wirkt. (Es wurden sowohl ein leichter Anstieg der Hauttemperatur im Stirnbereich als auch eine unveränderte Temperatur bei Probanden gemessen.) [22]

Durch die Konzentration »Stirn angenehm kühl« entsteht ein besonders angenehmes subjektives Empfinden.

Wer sich auf »Stirn angenehm kühl« konzentriert, richtet die Aufmerksamkeit eben auf die Stirn und nimmt dadurch auch leichtere Luftbewegungen wahr, die dann subjektiv das Gefühl der Kühle vermitteln. Nach den (noch unveröffentlichten, mündlich mitgeteilten) Untersuchungen stellte K. Mann bei dieser Übung eine leichte Erwärmung des Gesichts unterhalb der Augen fest, sodass von einer »relativen Stirnkühle« zu sprechen ist.

Durch die Konzentration »Stirn angenehm kühl« wird der Kopf als das geistig steuernde Zentrum aus dem übrigen Körperbereich herausgenommen, sodass zusätzlich ein besonders angenehmes subjektives Empfinden entsteht.

Besondere Vorsicht muss bei dieser Stirnkühleübung walten, wenn Patienten an Spannungskopfschmerzen oder anfallsartigen Kopfschmerzzuständen leiden. Dann empfiehlt sich in jedem Fall die abgeschwächte Konzentration, in Form von »Stirn angenehm« oder »ein wenig kühl«.

Müller-Helgemann hat in seinem Buch »Psychotherapie« (1957) vorgeschlagen, die stärksten Muskeln, die Kaumuskeln (leicht an den Wangen beim Zubeißen tastbar) und die besonders empfindsame Zunge, ebenfalls ein Muskel, als Zusatzübung ausdrücklich zu entspannen:

Die Formel

Unterkiefer und Zunge sind ganz schwer.

I. H. Schultz billigte diese Formel, die fast jeder Übende eindrucksvoll erlebt, sodass sie auch hier empfohlen wird. Bei vielen, die liegend üben, öffnet sich bei diesem Einstellen spontan der Mund, sodass dieses »Unterkieferphänomen« deutlich sichtbar wird. Es ist jedem Hypnosearzt als Zeichen besonderer Hypnosetiefe vertraut.

Mit den 5 beschriebenen generalisierten Übungen ist das Autogene Training in seiner Grundübung – früher Unterstufe genannt – aufgebaut.

6. Übung: Herzregulierung [23]

Das Herz ist ein überaus kräftiger, mit kurzen Erholungssekunden unermüdlich arbeitender Pumpenmuskel, der in seiner Funktion durch zahlreiche Nerven abgesichert ist. Durch das Wärmeerlebnis hat der Übende schon die Blutgefäße als »unwillkürliches Körpersystem« selbsttätig zu beeinflussen gelernt. Dasselbe geschieht in der 6. Übung mit dem Herzen. Die Entspannung der Muskeln wurde durch die Konzentration »Schwere«, die der Blutgefäße durch das Erlebnis »Wärme« erreicht. Was fühlt man am Herzen? Manche Menschen kennen die körperliche Empfindung ihres Herzens von Anstrengungen, Erregungen, Fieber usw. Jedem vierten durchschnittlichen Menschen aber sind die Herzempfindungen nicht geläufig. Er muss sie erst »entdecken«.

Was fühlt man am Herzen?

Übende, die keine örtliche Empfindung des Herzens erleben, können oft den Pulsschlag in einer beliebigen anderen Körperstelle wahrnehmen und sich hieran orientieren. Viele bevorzugen es, sich selbst den Pulsrhythmus am Handgelenk (oder mit aufgestütztem Ellenbogen an der Halsschlagader) zu ertasten. Andere wickeln einen Gummiring um eine Fingerspitze.

Mit weiterem Üben stellt sich dann gelegentlich auch das Herzerlebnis spontan ein. Geschieht es nicht, wird versucht, das Herzerlebnis selbst zu entdecken: Dabei wird in Rückenlage der rechte Ellenbogen so unterstützt, dass er ebenso hoch liegt wie der Brustkorb. Nun wird die rechte Hand auf die Herzgegend gelegt. Der linke Arm liegt wie üblich. Danach werden Schwere,

Die Formel

Herz schlägt ruhig und kräftig;

bei leicht Erregbaren:

ruhig und regelmäßig,

oder, besonders beruhigend:

Herz schlägt ruhig, rhythmisch,
regelmäßig.

Wärme, Ruhe eingestellt und in Gedanken dorthin in die Brustwand konzentriert, wo die Hand aufliegt. Der Druck der Hand ist eine Art Wegweiser. Nach einigen Übungen werden nun Herzempfindungen bemerkt und unter steter Wiederholung des ganzen Übungsganges (»Schwere – Wärme – Ruhe«) in diese Gegend des Körperinneren konzentriert (siehe Formel Seite 49).

Wirkung

Die Herzübung wird meist weniger eindrucksvoll erlebt als Schwere und Wärme. Ihr Sinn liegt vornehmlich in einem Hinwenden der Aufmerksamkeit nach innen (fortschreitende Konzentration) und in dem Erleben des Rhythmus, mit dem später die persönlichen Zusatzformeln verbunden werden.

Ist die Herzempfindung gelernt, das »Herzerlebnis« entdeckt, wird die Hand nicht mehr auf die Herzgegend gelegt, sondern in üblicher Haltung weitergeübt und das Herz »direkt«, ohne äußere Hilfe reguliert. In der Übung sollte der Herzschlag aber nicht durch Konzentration verlangsamt werden, da dies nachteilig sein kann. Nach längerer Übung kann dann, wenn ärztlich angezeigt, auch die Pulsfolge beeinflusst werden. Die Herzübung erfordert eine besonders sorgfältige ärztliche Aufsicht.

Der Sinn der Herzübung liegt vornehmlich in einem Hinwenden der Aufmerksamkeit nach innen.

D. Langen schlug vor, besonders bei jüngeren Übenden und solchen »Nervösen«, die über Missempfinden am Herzen beim Üben klagen, die Reihenfolge zu ändern und die Atemübung vor das Ruhigstellen des Herzens zu setzen. Der Kardiologe und Chefarzt Hermann Ell hat dies bei seinen Patienten mehrere Jahre hindurch so versucht, ist jedoch wieder zu der ursprünglichen Reihenfolge von I. H. Schultz zurückgekehrt.

Unbeschadet dieser Erfahrung können jedoch feinempfindsame Herzpatienten die Herzübung auch an die letzte Stelle setzen.

Wiederum kann nur der ärztliche Kursusleiter nach seinen Kenntnissen und Erfahrungen beurteilen, bei welchem Übungsteilnehmer die relativ häufig (1 Prozent) beklagten Herzbeschwerden und -schmerzen am besten unbeachtet bleiben (z. B. bei Hypochondern mit der Formel »Beschwerden sind ganz gleichgültig«), wann und wie nur die Reihenfolge der Formeln zu ändern ist und wann vor allem ein EKG die erforderliche genaue Diagnose klären muss.

Die Gesamtübung

Die Gesamtübung [(24)] umfasst nun nach der Ruhe als Ausgangserlebnis (in Form der Konzentration) die rechts stehenden Formeln. Dann erfolgt das »Zurücknehmen«, das schon zu Anfang erklärt wurde, in Form der rechts unten stehenden Formel.

Nach etwa 2 Monaten haben die regelmäßig Übenden die 6 Übungen erworben. Sie sollten nun durch tägliches Trainieren, mindestens einmal, besser 2- bis 3-mal täglich, in den folgenden 4–6 Monaten so angeeignet werden, dass die Intensität des Erlebens immer größer wird und immer schneller eintritt. Jede Gesamtübung wird durch sorgfältiges Zurücknehmen (»Arme fest, tief ein- und ausatmen, Augen auf«) abgeschlossen.

So lernt der Organismus, sich auf innere Konzentration in allen Systemen tief zu entspannen und beim Zurücknehmen wieder aktiv zu spannen. Die Übenden erwerben also eine selbst gesetzte Entspannungs-Spannungs-Schaltung.

Ist durch vereinheitlichtes Üben ein fast schlagartiges Umschalten erreicht, genügt für die praktische Verwendung oft eine Teilentspannung, zu der sich besonders das Schulter-Nacken-Feld eignet. Lässt der Übende im Stehen hier intensive »Schwere« erscheinen, führt dieses Teilerlebnis die Gesamtentspannung mit allen ihren Vorteilen herauf, ohne dass eine besondere Körperhaltung nötig ist.

Auch lässt sich das Üben noch weiter zusammenfassen, wenn es nach Monaten der heilsamen Gewohnheit immer schneller und zuverlässiger als einheitliches Ganzes eintritt.

Die Gesamtübung – Formeln

Ruhe

Arme und Beine sind schwer

bzw. Schwere.

Arme und Beine sind warm

bzw. Wärme.

Die Atmung ist ganz ruhig – es atmet mich.
Jeder Atemzug vertieft die Ruhe.

Der Leib ist strömend warm.

Die Stirn ist angenehm kühl.

Herz schlägt ruhig, kräftig, regelmäßig

oder – mit dem Vorteil des Stabreims –
Herz schlägt ruhig, rhythmisch, regelmäßig.

Die Formel für das Zurücknehmen

Arme fest, tief ein- und ausatmen, Augen auf.

Kurzfassung für Fortgeschrittene

Arme und Beine sind schwer und warm,

Herz und Atmung sind ruhig und gleichmäßig,

Leib warm, Stirn kühl.

Später genügt allein die Körpervorstellung
ohne Wortvorstellung.

Aufbau eines AT-Kurses

(S. Stephan)

Einführungskurs – Übungen des Autogenen Trainings:

1. Stunde: Ich bin ganz ruhig.
Mein rechter (linker)
Arm ist schwer,
ganz schwer.

2. Stunde: Ich bin ganz ruhig.
Beide Arme sind
schwer,
ganz schwer.

3. Stunde: Ich bin ganz ruhig.
Beide Arme sind
schwer,
ganz schwer.
Beide Beine sind
schwer,
ganz schwer.

4. Stunde: Ich bin ganz ruhig.
Arme und Beine sind
schwer,
ganz schwer.
Mein rechter Arm ist
warm,
strömend (angenehm)
warm.

5. Stunde: Ich bin ganz ruhig.
Arme und Beine sind
schwer,
ganz schwer.
Beide Arme sind warm,
strömend (angenehm)
warm.

6. Stunde: Ich bin ganz ruhig.
Arme und Beine sind
schwer,
ganz schwer.
Arme und Beine sind
warm,
strömend (angenehm)
warm.

7. Stunde: Ruhe
Schwere
Wärme
Entspannung

8. Stunde: Organübungen

9. Stunde: Leitsätze

10. Stunde: Leitsätze

Übung: Persönliche Leitsätze[25]

Voraussetzung für die Anwendung von persönlichen Leitsätzen ist die organismische Gesamtumschaltung im Autogenen Training, die durch die Übungen von Ruhe, Schwere und Wärme und eventuell auch Organübungen erreicht wird. Erst wenn dies mit einer gewissen Regelmäßigkeit umgesetzt werden kann, ist die Voraussetzung für sogenannte Leitsätze gegeben.

Leitsätze helfen bei imaginativen Vorstellungen von Zielen, die mit dem Autogenen Training erreicht werden sollen, ohne jedoch gleichzeitig ein aktives Tun zu beinhalten.

Gemäß dem Grundsatz, dass eine Vorstellung dazu führt, dass sich auch körperlich (und seelisch) eine Annäherung an diese Vorstellung einstellt, d. h., dass das, was ich mir vorstelle, Realität wird, sind Leitsätze eine große Hilfe zur Veränderung bei Menschen.

Leitsätze sind eine große Hilfe zur Veränderung.

Dies gilt in jeder Form, aber besonders das Autogene Training mit einer Herabsetzung der allgemeinen Wachheit und der Konzentration auf bestimmte Inhalte ermöglicht es, solche Vorsätze besonders intensiv zu realisieren und sich ausbreiten zu lassen.

Diese persönlichen Leitsätze wurden bereits in der gestuften Aktivhypnose entwickelt und weiterentwickelt und haben heute einen festen Platz im fortgeschrittenen Stadium des Erlernens des Autogenen Trainings.

Leitsätze entwickeln

Wichtig für das Entwickeln von Leitsätzen ist es, dass diese im Inhalt als eigene Leitsätze entwickelt werden, d. h., sie müssen in einem Zusammenklang zwischen dem Therapeuten (Trainer) und dem das Autogene Training Erlernenden gefunden werden. Bestimmte Grundsätze sind bei diesen Leitsätzen jedoch zu beachten:

- Positive Formulierungen lassen sich besser einüben als negative Formulierungen. Von daher ist besonderer Wert darauf zu legen, möglichst keine Verneinungen zu verwenden. Außerdem sind kurze und klare Sätze günstiger als lange (intellektuell formulierte) Sätze. Diese erreichen das Unbewusste weniger effektiv.
- Störende Dinge (Symptome) sollen eher einer gleichmütigen Haltung zugeführt und jeweils durch eine positive Ergänzung unterlegt werden.
- Leitsätze sollen realistische Ziele ansprechen und damit die Möglichkeit einer Realisierung überhaupt beinhalten. Außerdem sollten sie einer persönlichen Umgangssprache entsprechen.

Beispiele für eine Kombination der verschiedenen Vorgaben können hier ergänzt werden: So ist es z.B. bei jemandem, der Schlafstörungen hat, wichtig, zunehmend den Schlaf nicht mehr im Vordergrund stehen zu haben, sondern eher die Ruhe und Ausgeglichenheit, die eine Erholung des gesamten Menschen mit sich bringt. So könnte ein Leitsatz in diesem Fall sein: »Schlaf unwichtig – Ruhe wichtig«. Hierbei wird der Fokus vom Schlaf etwas weggewandt zur Ruhe und damit eine Möglichkeit gezeigt (und erlernt), innerliche Ruhe zu finden, die bei entsprechender Situation den Schlaf begünstigen wird.

Leitsätze sollten positiv, kurz und realistisch sein.

Ein anderes Beispiel: Bei einer Patientin, die eine hohe Leistungserwartung an sich hatte und diese Leistungserwartung selbst oft auch als sehr belastend erlebte, wurde eine teilweise Distanzierung von diesen eigenen Leistungserwartungen und denen von anderen an sie gestellten möglich durch den Leitsatz: »Manchmal nein, das darf sein.«

Bei einem Studenten mit Prüfungsangst, der sich bei mündlichen Prüfungen häufig sprachlich sehr schwertat und zu stottern anfing, konnte der Leitsatz: »Sprechen gleichgültig, Inhalt wichtig« zu einer deutlichen Verbesserung und Entspannung der Situation führen.

Monotonie und Rhythmik sind günstig.

Bei der Formulierung von Leitsätzen ist es günstig, neben dem Inhalt auch auf die Form zu achten, und eine Monotonie und Rhythmik zeigt sich als sehr günstig für die Ausgestaltung von Leitsätzen.

So ist der »Standardleitsatz«: »Ruhe und Gelassenheit in allen Lebenslagen« als gutes Beispiel dafür geeignet, dass Rhythmik und Gleichmäßigkeit sich auch im Sprechen günstig auf die Verinnerlichung von Leitsätzen auswirken.

Leitsätze anwenden

Generell ist es wichtig, dass immer nur ein Leitsatz zur selben Zeit angewandt wird. Das bedeutet: Während der Entwicklungsphase kann der Leitsatz noch mehrfach verändert werden, bis Sie eine optimale Formulierung gefunden haben. Dann aber sollten Sie ihn über eine längere Zeit konstant und unverändert anwenden, so z.B. einmal pro Tag nach der organismischen Umschaltung des Autogenen Trainings.

Beispiele von Leitsätzen

Ruhe und Gelassenheit – in allen Lebenslagen!

Sicherheit und Selbstvertrauen –
in allen Lebenslagen!

Mit Zuversicht in die Zukunft!

Ich schaffe es!

Gelassenheit und Vertrauen –
darauf will ich schauen!

Mit Ruhe und Kraft – den Weg ich schaff'!

Zuversicht und Gottvertrauen –
darauf will ich immer bauen!

In der Ruhe liegt die Kraft!

Zuversicht und Mut – diese tun mir gut!

Schlaf unwichtig – Ruhe wichtig –
durch Gelassenheit und Abstand!

Sprechen gleichgültig – Inhalt wichtig!

Schmerz zunehmend unwichtig – Ruhe wichtig!

Zigaretten unwichtig – Gelassenheit wichtig!

Nach einiger Zeit (durchschnittlich zwei bis drei Wochen) beginnt dieser Leitsatz auch seine reale Umsetzung zu zeigen und wird als sehr hilfreich erlebt. Er wird sozusagen zu einem internalisierten Ritual, das in bestimmten Situationen automatisch auftaucht und seine Auswirkung in oft erstaunlicher Deutlichkeit zeigt.

Leitsätze zeigen ihre Auswirkungen oft in erstaunlicher Deutlichkeit.

Wichtig ist, dass solche Leitsätze nicht zu früh angewendet werden, da sie dann eher schädlich wirken und negative Effekte hervorrufen können. So könnten durch eine starke »Erwartungshaltung« eher paradoxe Effekte eintreten, die natürlich nicht gewünscht sind.

Richtig angewandt zeigen Leitsätze jedoch eine große Hilfe beim Autogenen Training und führen zu einer längerfristig überaus großen Veränderung beim Übenden.

Auf Seite 59 finden Sie noch einige Leitsätze, die sich in der Praxis bewährt haben, wobei nochmals darauf hingewiesen werden soll, dass Leitsätze besser im konkreten Miteinander zwischen Therapeut und Patient entwickelt werden sollten, also das Ergebnis eines gemeinsamen Prozesses sind!

Leitsätze müssen in ihren Aussagen zum Anwender passen und auch in das Wertesystem dieses Menschen integriert werden können. So kann ein gläubiger Mensch vielleicht sehr viel mit »Gottvertrauen« anfangen, wohingegen andere Menschen damit nichts oder sogar negative Assoziationen damit verknüpfen. Ein hektischer, ungeduldiger Mensch braucht sicherlich eher »Gelassenheit« als ein antriebsgeminderter, der sicherlich von »Energie und Kraft – damit ist es geschafft!« profitieren kann. Da es immer wieder viele Frage zu den Leitsätzen gibt, habe ich nebenstehend nochmals die wichtigsten Dinge zusammengefasst.

Regeln für die Arbeit mit Leitsätzen

Ein Leitsatz wird in Zusammenarbeit zwischen Arzt/Therapeut und Übendem entwickelt. Er ist kurz und prägnant. Es werden Worte aus dem Sprachschatz des Übenden verwendet, positive Formulierungen sind eingängiger und günstiger als negative.

In einer »Ausprobierphase« darf gern ein wenig mit den Leitsätzen und deren Formulierung experimentiert werden. Wenn der Leitsatz dann steht, sollte dieser möglichst konstant, etwa einmal pro Tag für eine längere Zeit verwendet werden.

Ein Leitsatz zu einer Zeit ist genug.
(»In der Begrenzung liegt die Weisheit.«)

Als Voraussetzung für die Verwendung von Leitsätzen ist die sichere gesamtorganismische Umschaltung notwendig. Zu früh verwendete Leitsätze stören eher den Erfolg. Die Nutzung der Organübungen ist nicht notwendig für das Einsetzen von Leitsätzen.

Nach einigen Wochen oder Monaten ist eine Änderung eines Leitsatzes – so zum Beispiel auf einen anderen Fokus – durchaus möglich.

Verlauf und Anwendung

Der Übende soll nie krampfhaft eine Einstellung erzwingen oder festhalten wollen. Er sollte innerlich sich vielmehr von einer Übung zur anderen wenden, gewissermaßen lässig in den Innenerlebnissen spazieren gehen und sie auf sich zukommen lassen.

Der Übende soll versuchen, die Übungsformeln (»Arm ist ganz schwer« usw.) bildhaft in seinem Inneren, in seiner Phantasie erscheinen zu lassen, etwa als Leuchtbuchstabenschrift im Dunkel der geschlossenen Augen, als Melodie, als Klangspruch, als Bild usw.

Die Übenden sollten also weniger in Begriffen »denken«, als vielmehr nach innen einfach »schauen«, sich den Bildern des Innenlebens zuwenden, die den Formeln entsprechen. Der Übende sollte sich nicht krampfhaft eine Formel innerlich vorsagen und sich ängstlich bemühen, nur an diese Formel zu denken. Das wäre eine aktiv spannende Haltung, die leicht eine Erwartungshaltung aufbaut und damit das Autogene Training stört. Eigene, den Übungen nicht zugehörende Gedanken sollte ein Übender ruhig erscheinen und vorübergehen lassen. Das gelingt umso besser, je mehr die Übungsformeln Bilder sind, die man anschauen und behaglich ohne jede Anstrengung längere Zeit im inneren Auge oder als Klang im Ohr behalten kann. So vollziehen sich das »Einwachsen« der Entspannungen in den Organismus und die Generalisierung ganz naturhaft und nachhaltig.

Man soll versuchen, die Übungsformeln bildhaft in seinem Inneren erscheinen zu lassen.

Wie bei jedem Üben kommen auch beim Autogenen Training Zeiten eines Nachlassens vor, z.B. kann während einer einfachen Infektion, eines Schnupfens, die Fähigkeit zum Entspannen für einige Zeit verloren gehen. Später wächst gerade die Widerstandskraft gegen manche Infektionen. Später kann der Übende nach einer Pause von einigen Tagen nochmals mit der 1. Übung beginnen, die dann in der Regel nach einiger Zeit zu der Gesamtübung führt.

Durch Autogenes Training wächst die Widerstandskraft gegen manche Infektionen.

Bei Störungen oder Auffälligkeiten sollten sich Übende, gleichgültig ob es sich um Gesunde oder Kranke handelt, an den sie beim Autogenen Training betreuenden Arzt wenden, besonders beim Auftreten von Unruhe oder Organfunktionsschwankungen während des Übungsverlaufs.

Schläft ein Übender beim »abendlichen Üben« oder beim Üben nach Tisch während oder unmittelbar nach der Übung ein, ist wie bei der Hypnose mit dem normalen Schlaferwachen die Umschaltung beendet und kein Zurücknehmen mehr erforderlich. Man sollte Übende nach der abendlichen Übung nicht zurücknehmen, sondern das Autogene Training in den Schlaf übergehen lassen.[26]

Wird die Übung beherrscht, kann der Übende im entspanntkonzentrierten Versenkungszustand Muskelspannungen von oft ganz außerordentlicher Stärke darstellen, die u.U. weitgehend unbemerkt auftreten. Sie sind als hypnotische Muskelstarre (Katalepsie) lange bekannt. Ihre Darstellung sollte ärztlichen Versuchsleitern vorbehalten bleiben, da bei ungeeigneten Versuchspersonen lang dauernde Muskelkrämpfe auftreten können.

Leichter erreichbar ist die Verringerung von Schmerzerlebnissen. Konzentrieren Übende in guter Versenkung auf eine Hautstelle, z.B. den Handrücken, eine leichte Kühle entsprechend dem Stirnversuch und knüpfen daran die Konzentration: »Haut schmerzfrei«, so kann der Versuchsleiter bei rund 40 Prozent der Übenden durch Nadelstiche eine herabgesetzte oder sogar fehlende Schmerzempfindung nachweisen. (Hiervon wird bei AT-Kursen jedoch abgeraten, da es sich hierbei um heterosuggestive Effekte handelt.)[27] Manchmal kommt der Schmerz beim Zurücknehmen hinterher. Desgleichen ist die Rötung der Haut am Einstich an der schmerzarm gemachten Hand oft geringer. Ebenso muss der Übende vor dem Zurücknehmen erst wieder normales Empfinden in den Handrücken konzentrieren und die Kühle durch Wärme ersetzen, ehe das eigentliche »Zurücknehmen« erfolgen kann. Die konzentrative Schmerzverringerung lässt den Schmerz überhaupt nicht erscheinen. Die Hypalgesie (Schmerzverringerung) besteht nicht in einer Unterdrückung der Schmerzäußerung wie etwa beim Zusammennehmen im Alltag. Die konzentrative Schmerzverringerung kann z.B. beim Zahnarzt und in anderen Alltagssituationen angenehme Dienste leisten.

Die konzentrative Schmerzverringerung lässt den Schmerz überhaupt nicht erscheinen.

Aus den Vereinigten Staaten liegen inzwischen ausführliche Untersuchungen über die schmerzlindernde Wirkung von Hypnose und Autogenem Training vor, besonders auch in der Geburtshilfe.[28] Aber auch für den durchschnittlichen Alltag ist das Autogene Training wertvoll. Seine Verwendung und Verwertung ist nach verschiedenen Richtungen möglich.

Entspannung als Erholung

Spannung ist Kräfteverbrauch, Entspannung spart Kräfte. Diese ersparten Kräfte werden der Erholung, dem Wiederaufbau zugeführt. Daher ist eine wesentliche Bedeutung des Autogenen Trainings darin gegeben, dass eine autogene Versenkung von 5–20 Minuten eine außerordentlich erfrischende und leistungssteigernde Wirkung hat. Einen allerdings extremen Beweis erbrachte Lindemann: Mithilfe autogener Erholungs- und Schlafersatzanwendung konnte er beim zweiten Versuch den Atlantik in 72 Tagen und Nächten in einem Serienfaltboot allein überqueren.

Autogenes Training und Einschlafen haben in manchem ähnliche Symptome: Autogen trainierte normale Übende können ihren Schlaf sofort eintreten lassen und ebenso mit genauem Termin beenden.

Entspannung als Ruhigstellung

Entspanntes Tun und Leben spart Kräfte für Wesentliches. Wer mit Ausdauer trainiert, wird unvermeidlich einer ruhigeren und gelasseneren Haltung zugeführt. »Ich kann mich nicht mehr ärgern«, berichten viele Übende schon nach einiger Übungszeit (siehe auch Kapitel »Persönliche Leitsätze«).[29] Dabei handelt es sich aber nicht um eine Gefühlsabtötung. Nur die falschen verkrampften Gefühlsstörungen lösen sich auf. Echte Gefühle bleiben nicht nur lebendig, sondern vertiefen sich; denn das Autogene Training bewirkt stets eine dem inneren Wesen entsprechende Entwicklung.

Entspannung zur Intensitäts- und Leistungssteigerung

Gesammelt, »konzentriert«, ihrem Inneren zugewandt, können Übende viele Leistungen steigern. Empfindungen (vgl. die »Entdeckung des Herzerlebnisses«, S. 48 f.), Gefühle, innere Einsichten, Erinnerungen stehen klarer und besser zur Verfügung.

Ein Interessierter nehme z.B. ein zum großen Teil vergessenes Gedicht aus der Schulzeit und kontrolliere, was er davon noch beim genauen Besinnen weiß. Geht er nun in die autogene Versenkung, erscheinen oft schlagartig große Teile des Erinnerungsbildes zusätzlich vor dem geistigen Auge.

Entspannung zum Selbstbeherrschen und Selbstbestimmen

Die Selbstbeherrschung, die der Alltag fordert, wird durch das Aneignen des Autogenen Trainings wesentlich erleichtert, weil der Mensch von innen heraus ruhig wird (Gelassenheit). Er ist ferner in der Lage, Blutverteilung, Herzschlag und andere Körperfunktionen, die sonst als »unwillkürlich« gelten, weitgehend selbst zu regulieren. Schon das Kleinkind muss erst durch monatelanges Zappeln seine Arme, Beine, Augen usw. »entdecken«. Übende im Autogenen Training erfahren das »Herzerlebnis« und kennen dann dessen Rhythmus und Ruhe; denn äußere Bewegung ist lebenswichtig. Der Durchschnittsmensch aber kann nur einige wenige Bewegungen spontan durchführen. Will er neue ausführen (Turnen, Maschinenschreiben usw.), muss er den neuen Ablauf von Muskelbewegungen erst erlernen. Er muss »üben«. Es besteht also kein grundsätzlicher Unterschied zwischen äußeren Bewegungsmuskeln und denen der Innenorgane (Blutgefäße, Herz, Magen-Darm usw.).

> Der Mensch wird von innen heraus ruhig und kann Blutverteilung, Herzschlag usw. regulieren.

Für den Normalablauf des Autogenen Trainings ist die Beherrschung der sogenannten »unwillkürlichen« Körperfunktionen nur Mittel zum Zweck. Bei der Behandlung von Krankheiten kann es unter spezieller ärztlicher Aufsicht und Leitung wesentliche Aufgaben finden. Kleine Alltagsbeschwerden, wie z. B. Neigung zu kalten Füßen, sind für das Autogene Training gut und oft mit Dauererfolg zugänglich.

Die eigentliche Einstellung zum Leben und zu sich selbst kann der Geübte dadurch wirksam beeinflussen, dass er im Autogenen Training bestimmte erwünschte Einstellungen als Tatsachen setzt, die dann wirksam werden. So wie ein Übender konzentriert: »Arm ist warm«, so kann er sich ebenso vorstellen: »Sparsamkeit ist Freude« oder: »Ordnung ist Freiheit« oder: »Schreibtisch wird aufgeräumt« oder: »Brief wird geschrieben« usw. Diese »formelhaften Vorsatzbildungen« in der autogenen Versenkung wirken wie posthypnotische Suggestionen automatisch, besonders, wenn sie ruhig und unbeirrbar eine Reihe von Tagen abends vor dem Einschlafen eingestellt und, am besten ohne Zurücknehmen, in den Nachtschlaf übernommen werden. Hier findet die zielbewusste Selbsterziehung schöne und lohnende Aufgaben. Von dem Abstellen kleiner dummer Angewohnheiten bis hinauf zur Arbeit am Charakter (»Mut ist Sieg«). Sehr hilfreich ist hier die vertiefte Innenschau der Versenkung als Grenzgebiet zur »Oberstufe des Autogenen Trainings«.

Entspannung als Hilfe für Werterlebnisse

Das Autogene Training ist kein Rezept für Weltanschauungen. Leben verlangt Polarität. Auf unser Thema angewandt, heißt das: hohe Kampf- und Wirklichkeitsspannung auf der einen, tief aufbauende, von innen quellende Lösung auf der anderen Seite. Hierfür ist das Autogene Training als eine konzentrativ-seelische Hilfe gedacht.

Werte erkennen und erleben, Werte ordnen und sie in die Tat umsetzen, das war für I. H. Schultz eines der höchsten Ziele des Lebens, aber auch des Autogenen Trainings. »Beachten Sie aber dabei stets die Stellung des Bindestriches«, pflegte er zu betonen. »Mein Vater ( ) war Theologie-Professor. Er hatte es mit der Seelenheil-Kunde zu tun. Mein Anliegen ist die Seelen-Heilkunde, die Psychotherapien.«

Diese Grenzen zu beachten, war das Streben von I.H. Schultz, der mehrere Arbeiten und Vorträge mit den Sätzen abschloss, die auch am Ende des Übungsheftes vor Irrtümern bewahren können.

»Religiöse Selbstbestimmung und echte Frömmigkeit gehören den höheren Werten und den frei menschlichen Erlebnisformen zu, die nur in ernster Seelenführung, Seelenbildung und nicht zumindesten in der Seelsorge beheimatet sind. Zu diesen höchsten Werten durch Beseitigung krankhafter Störungen in medizinisch-psychologischer Facharbeit den Weg zu öffnen, das allein ist die Aufgabe der Psychotherapie.«

Nachwort
von Klaus Thomas

Dem verdienstvollen Bearbeiter der 17. bis 20. Auflage, Prof. Dr. D. Langen, verdanken wir in seinem »Nachwort zur 18. Auflage« des Übungsheftes einen kurzen »Abriss der Geschichte« des Autogenen Trainings anhand der wichtigsten Veröffentlichungen von I. H. Schultz zu diesem Thema. Sie sollen hier – ergänzt aus dem Nachlass von I. H. Schultz und aus persönlicher Kenntnis – folgen, damit auch der heutige Leser sich einbezogen weiß in eine weltweite medizingeschichtliche Entwicklung, die mit der Entdeckung des Autogenen Trainings ihren Anfang nahm.

- 1920: »Über Schichtenbildung im hypnotischen Selbstbeobachten«. Monatsschrift für Psychiatrie 49, S. 137–143.
- 1924: Taschenbuch der psychotherapeutischen Technik. Fischer's Medizin. Buchhandlung H. Kronfeld, Berlin W62.

Dort werden einige Gedanken erwähnt, die als Vorläufer für das Autogene Training gewertet werden können, wie etwa: » sondern erfährt, wie hier die eigenen Vorstellungen Macht gewinnen« (S. 82).

Oder: »Als Ziel der Behandlung bezeichnen wir nun, einen Zustand herzustellen, der es gestattet, ›Vorstellungen‹ lebendig zu machen, die geeignet sind, den Krankheitserscheinungen entgegenzuwirken, und betonen, dass der Erwerb solcher seelischer Inhalte, wie jeder seelische Erwerb, an ein Üben und Lernen geknüpft ist. Nur durch ein systematisches Training ist es möglich, diese Dinge zu festem, seelischem Besitz zu machen. In diesem Sinne an die Behandlung herantretend, weisen wir nun den Kranken an, zunächst diejenigen Mechanismen zu benutzen, die ihm aus dem alltäglichen Leben am nächsten liegen: die der ›willkürlichen Muskulatur‹. Wir lassen ihn bequem Platz nehmen, die Augen schließen und seelisch eine vollständig passive Haltung annehmen. In dieser passiven Haltung konzentriert sich der Kranke selbst auf die Vorstellung: »mein Arm ist schwer« (S. 84/85).

Auf S. 86 heißt es: »Dies erreichen wir in den folgenden Sitzungen, indem wir im selben Sinne konzentrativ üben lassen: ›der Arm ist warm‹, wobei die Wärmeempfindung, wellenförmig, meist von der Schulter absteigend, beobachtet wird.«

- »Unerlässlich ist nur von seiner Seite (des Patienten) ein konsequentes Selbstanwenden der gelernten Mechanismen und ein ruhiges, ausdauerndes Training« (S. 87).
- Im Herbst 1924 hielt I.H. Schultz seinen ersten Kursus für Autogenes Training in Berlin an der Lessing-Hochschule. Hier finden diese Kurse noch immer (nur durch das Schließen der Lessing-Hochschule in der Kriegs- und Nachkriegszeit unterbrochen) als »prophylaktische Großgruppenkurse« mit je rund hundert Teilnehmern statt. Diese Kurse wurden erst von I.H. Schultz allein, ab 1966 gemeinsam mit und seit 1970 allein von K. Thomas durchgeführt.
- 1926: »Über selbsttätige (autogene) Umstellungen der Wärmestrahlung der menschlichen Haut im autosuggestiven Training«. Deutsche Medizinische Wochenschrift 52, S. 571–572.
- 1927: »Über rationalisiertes autosuggestives Training (autogene Organübungen)«. In: Bericht über den 2. allgemeinen ärztlichen Kongress der Psychotherapie in Bad Nauheim, 27.–30.4.1927. Hirzel, Leipzig, S. 289–296.
- 1928: »Über autogenes Training«. Deutsche Medizinische Wochenschrift 54, S. 1200–1201. (Hier bekommt das ein Jahr vorher [1927] vorgestellte Verfahren erstmalig seinen Namen.)

- 1929: »Gehobene Aufgabenstufen im autogenen Training« In: Bericht über den 4. allgemeinen ärztlichen Kongress für Psychotherapie in Bad Nauheim, 11.–14.4.1929. Hirzel, Leipzig, S. 106–113.
- 1929: »Autogenes Training«. Die Medizinische Welt 3, S. 1686–1688.
- 1932: »Das Autogene Training; konzentrative Selbstentspannung; Versuch einer klinisch-praktischen Darstellung« (1. Auflage 1932 bis 17. Auflage 1982). Thieme, Leipzig, später Stuttgart.
- 1935: Übungsheft für das Autogene Training (1. Auflage).

Von 1932 an erfreute sich das Verfahren einer ständig größer werdenden Beliebtheit, sodass es heute die weit über den deutschen Sprachraum hinaus meist angewandte Behandlungsmethode mit seelischen Mitteln ist und sich zunehmend den zentralen Platz in einer vorbeugenden Medizin erobert. Hierzu soll auch dieses Übungsheft dienen, das ganz im Sinn von I. H. Schultz und zum Teil nach dem mündlichen Wortlaut seiner Kurse in geringfügig geändertem Gewand seinen Weg antritt. Es kann und will den Gesunden das Leben erleichtern und ihre Leistungen fördern und manchem Kranken den Weg zur Heilung bahnen.

Klaus Thomas

Nachwort
von Siegfried Stephan

Auch wenn andere Entspannungsverfahren manchmal schneller körperliche Veränderungen zu Beginn des Übens erleben lassen, so ist doch der Langzeiteffekt vom Autogenen Training häufig der überzeugendere. So hat das Autogene Training einen Effekt, der auch außerhalb der Übungen stattfindet, und viele Langzeittrainierte berichten, dass sie Autogenes Training in ihren Lebensrhythmus aufgenommen haben und dass die Umschaltung »geschieht und ich sie nicht mehr machen muss«.

Um die zahlreichen Untersuchungen in den letzten Jahren intensiver nachlesen zu können, empfehle ich das Buch »Handbuch Autogenes Training« von Bernt Hoffmann.

Siegfried Stephan

Anmerkungen

(1) So haben auch erfahrene AT-Therapeuten und Buch-Autoren wie K. Binder (H. Binder/K. Binder: Autogenes Training – Basispsychotherapeutikum. Köln 1998) sowie C. Derra (C. Derra: Autogenes Training für zwischendurch. Stuttgart 1998) die Herzübungen weiter nach hinten in der zeitlichen Vermittlung gesetzt.

(2) S. Stephan 2004.

(3) S. Stephan 2004.

(4) Frau Prof. Erika Fromm (Kalifornien) fasst die Erkenntnis und ihre eigenen Forschungen in dem kurzen Satz zusammen: »Selbsthypnose lernen wir am besten durch Fremdhypnose.« (Der Bearbeiter, Klaus Thomas)

(5) Näheres über diese Fragen ist aus einzelnen Büchern des Autors zu ersehen, wie I.H. Schultz: Seelische Krankenbehandlung (8. Aufl., Fischer, Stuttgart 1963) und Hypnosetechnik für Ärzte (5. Aufl., Fischer, Stuttgart 1976). Oder D. Langen: Kompendium der medizinischen Hypnose (3. Aufl., Karger, Basel 1972); Stokvis, B., E. Wiesenhütter: Der Mensch in der Entspannung (4. Aufl., Hippokrates, Stuttgart 1979); bzw. besonders allgemein verständlich und gleichzeitig die größeren Zusammenhänge aufzeigend: F. A. Völgyesi: Die Seele ist alles (2. Aufl., Orell Füssli, Zürich 1967).

(6) An dieser Stelle wird bei der Progressiven Relaxation nach Jacobson angesetzt. Vgl. D. Ohm, Stressfrei durch Progressive Relaxation, Stuttgart, 2003.; S. Stephan 2004.

(7) Erst kürzlich konnte Pszywyj zeigen: Im Autogenen Training sinkt nicht nur der zu hohe Blutdruck, sondern der zu niedrige lässt sich auch steigern, z.B. mit der Zusatzformel: »Der Kreislauf ist kräftig, stabil.« (Der Bearbeiter, Klaus Thomas)

(8) S. Stephan 2004.

(9) S. Stephan 2004.

(10) Nur ein knappes begleitendes Vorsprechen erleichtert das Lernen, das sich ganz an die Konzentration des Übenden anpasst, ohne sie auszuschmücken.

(11) S. Stephan 2004.

(12) S. Stephan 2004.

(13) S. Stephan 2004.

(14) S. Stephan 2004.

(15) Unklarheit ist entstanden, da I.H. Schultz in seinen Büchern, auch in diesem Übungsheft, nachdrücklich betonte: »Keinesfalls länger als eine halbe bis höchstens eine Minute lang üben!« In jedem seiner Kurse aber sagte er wörtlich:

»Sehen Sie, jeder kann sich doch in einer Buchhandlung meine Bücher über Autogenes Training kaufen. Dann fangen die Leute an, ohne ärztliche Anleitung zu üben, und dann erleben sie Kopfschmerzen und andere, auch ernste gesundheitliche Schäden. Das kann ich nicht verantworten. Darum schreibe ich immer: ›Nicht länger als eine Minute üben!‹ Dann lernen es die Leute nämlich nicht, und dann können sie auch keinen Schaden davontragen. Hier aber sind Sie in einem ärztlich geleiteten Kursus, und da sage ich Ihnen: ›Üben Sie jedes Mal vier Minuten!‹«

(16) S. Stephan 2004.

(17) S. Stephan 2004.

(18) Der genannte Ratschlag ist auch für die wenigen gültig (etwa 100 unter den 100 000), die sich noch nach dem Üben benommen fühlen. Vereinzelt wurden hier bedenkliche Zwischenfälle mitgeteilt, wenn in anderen Übungskursen Teilnehmer nach den Übungen sich nicht ausreichend fahrtüchtig ans Steuer setzten (in einem Beispiel fuhr ein Teilnehmer mit 150 Stundenkilometern durch eine Hauptverkehrsstraße, ohne die Ampeln zu beachten; in einem anderen Beispiel irrte ein Teilnehmer nach dem Kursus viereinhalb Tage durch die Bundesrepublik, ohne orientiert zu sein).

Solche Vorkommnisse unterstreichen die unabdingbare Forderung von I.H. Schultz: Nur Ärzte dürfen Kurse für Autogenes Training leiten, und nur sie können sich am Abschluss jeder Stunde von dem vollwachen Zustand der Teilnehmer durch Fragen und Beobachtungen zuverlässig überzeugen. (Die Einschränkung auf Ärzte und Psychotherapeuten gilt im therapeutischen Bereich sicherlich. AT-Trainer im Bereich der Gesundheitsvorsorge verfügen aber über eine qualifizierte Ausbildung.)

Wenn das »ausführlichere Zurücknehmen« nicht ausreicht, kann der ärztliche Versuchsleiter den Zustand wie eine tiefe Hypnose mit begleitenden energischen Streich-Bewegungen zurücknehmen und zusätzlich mit gegebenenfalls (über-)lauter Stimme den Namen des Teilnehmers rufen und ihn an den Handgelenken hochreißen. (Dies Vorgehen habe ich mehrfach bei I. H. Schultz beobachtet und musste es einmal selbst durchführen, als ein Teilnehmer in der Droschkenkutscherhaltung verharrte und nur noch sagen konnte: »Ich bin gelähmt.« Der Bearbeiter, Klaus Thomas)

(19) S. Stephan 2004.

(20) S. Stephan 2004.

(21) So Dr. Klaus Thomas.

(22) S. Stephan 2004.

(23) Diese von Schultz als 3. Übung angesetzte Übung wird von mir erst als letzte Organübung angesetzt; S. Stephan 2004.

(24) Vor allem das fett Gesetzte sollte konzentriert werden (Der Bearbeiter, Klaus Thomas).

(25) Dieser Abschnitt wurde von S. Stephan verfasst.

(26) Schultz hat diesen Gedanken in den Satz gekleidet: Übende »störe ich abends nach der Übung nicht mit der Besorgnis, zurücknehmen zu müssen, sondern überlasse sie ruhig dem Schlaf« (16. Aufl., S. 24).

(27) S. Stephan 2004.

(28) Einzelheiten in Thomas, K.: Praxis des Autogenen Trainings. Vgl. B. Hoffmann, Handbuch Autogenes Training, München, 1997 und S. Stephan, a. a. O. (Der Bearbeiter, S. Stephan).

(29) S. Stephan 2004.

Bibliografische Information der Deutschen Nationalbibliothek
Die Deutsche Nationalbibliothek verzeichnet diese Publikation in der Deutschen Nationalbibliografie; detaillierte bibliografische Daten sind im Internet über http://dnb.d-nb.de abrufbar.

Programmplanung: Sibylle Duelli
Redaktion: Anne Bleick
Umschlaggestaltung und Innen-Layout:
Cyclus · Visuelle Kommunikation

Umschlagillustration, Illustration S. 11, 20:
Dominique Loenicker, Stuttgart

25. Auflage

Oswald-Hesse-Straße 50, 70469 Stuttgart
Printed in Germany

Satz: Cyclus · Media Produktion, 70186 Stuttgart
gesetzt in: InDesign CS4
Druck: Offizin Andersen Nexö Leipzig GmbH, 04442 Zwenkau

Gedruckt auf chlorfrei gebleichtem Papier

ISBN 978-3-8304-3560-0 1 2 3 4 5 6

SERVICE

Liebe Leserin, lieber Leser,

hat Ihnen dieses Buch weitergeholfen? Für Anregungen, Kritik, aber auch für Lob sind wir offen. So können wir in Zukunft noch besser auf Ihre Wünsche eingehen. Schreiben Sie uns, denn Ihre Meinung zählt!

Ihr TRIAS Verlag
E-Mail Leserservice: heike.schmid@medizinverlage.de
Lektorat TRIAS Verlag, Postfach 30 05 04, 70445 Stuttgart,
Fax: 0711 89 31-748